RODRIGUES, Rômulo B. PRINCÍPIOS, FILOSOFIA E METODOLOGIA DA MEDICINA HOLÍSTICA / Amazon. Rômulo B. Rodrigues. 2018.

Organização e revisão: Rômulo Borges Rodrigues

Impresso pela Amazon – 2018.

2018. Escrito e produzido no Brasil.

1. Saúde. Medicina Holística. 2. Qualidade de vida. I. Título.

ISBN 978-1723947162

Amazon Serviços de Varejo do Brasil Ltda.
CNPJ 15.436.940/0001-03
Av. Juscelino Kubitschek, 2041 – Torre E – 18° andar
São Paulo - SP

Dedico esta obra aos filhos Júlio César e
João Víctor.

AGRADECIMENTOS

Agradeço à minha mãe adotiva (In Memoriam), que me orientou e me ensinou a ser o que sou e sei hoje.

SUMÁRIO

PREFÁCIO..12
HISTÓRICO...14
A MEDICINA HOLÍSTICA..21
SÍNTESE DOS RECURSOS TERAPÊUTICOS DA ÁREA DA MEDICINA HOLÍSTICA..54
ALIMENTAÇÃO...55
HOMEOPATIA..64
FITOTERAPIA 69
HIDROTERAPIA..72
GEOTERAPIA..77
ACUPUNTURA..79
AURICULOACUPUNTURA..82
SHIATSU...84
DO-IN...86
MEDICINA POPULAR..89
MUSICOTERAPIA...92
A MEDICINA BIOLÓGICA E OS "REMÉDIOS DA ALMA"..................98
FLORAIS...101

•Os remédios florais e suas indicações.................................107

AROMATERAPIA.....................................126
CROMOTERAPIA......................................134
- As sete cores primárias, a correlação com os sete chakras, indicações e contra-indicações..........................136
- Combinações de tons usados no tratamento através das cores........143
QUIROPRAXIA.......................................145
- Ajustamento ou manipulação articular...147
- Movimentação passiva de uma articulação......................................148
- Com alta velocidade e baixa amplitude...148
- Além da amplitude de movimento fisiológico..149
- Dentro da integridade anatômica...149
- Os efeitos imediatos do ajustamento ou manipulação articular..............149

- Normalização do tônus muscular.........................150
- Aumento do limiar da dor..............150
- Aumento da amplitude de movimento.........................150
- Liberação de endorfinas...............150
- As condições clínicas que a quiropraxia pode tratar...........................151
- As contra-indicações da manipulação articular.........................152
- Alterações neurológicas.................152
- Alterações ósseas e articulares (contra-indicado para realização na região afetada).........................153
- Outros.........................153

MAGNETOTERAPIA.........................154

TALASSOTERAPIA.........................155

CRISTALOTERAPIA (Terapia dos cristais).........................157
- Aplicações.........................159
- Limpeza e energização dos cristais.........................159

- Algumas pedras e seu uso específico 160
REFLEXOLOGIA...162
- O sistema zonal...............................165
- As zonas longitudinais...................165
- Como é feito o tratamento............166
- As sensações experimentadas........168
- As reações ao tratamento.............169

COLONTERAPIA......................................170
NATUROPATIA..183
IRIDOLOGIA...186
BIOCIBERNÉTICA BUCAL......................193
BIOENERGÉTICA....................................195
GESTAÇÃO E PARTO NATURAL.............196
MOXABASTÃO.......................................199
REIKI...201
MEDICINA ORTOMOLECULAR, OLIGOELEMENTOS E RADICAIS LIVRES...204
GLOSSÁRIO...206
REFERÊNCIAS BIBLIOGRÁFICAS...........236

SOBRE O AUTOR.................................242
CONTATOS COM O AUTOR..................247

PREFÁCIO

O termo holístico deriva do grego holos, que significa totalidade, completude. O holismo é um dos principais desdobramentos da abordagem filosófica da Nova Era e representa o esforço de superação do pensamento cartesiano, que é por natureza, fragmentado e compartimentado.

A Medicina ocidental foi uma das disciplinas mais afetadas pela visão cartesiana do mundo. A proliferação das incontáveis especialidades médicas é a prova mais evidente deste fenômeno.

Somente a partir da expansão da Homeopatia e da chegada ao Ocidente das medicinas chinesa e indiana é que este processo começou a mudar.

A noção do organismo como um todo (*holos*) passou a ser levada em consideração, e os pacientes certamente foram os maiores beneficiários dessa mudança.

A Medicina Holística é hoje praticada em todo o mundo, e cada vez cresce mais o número de pessoas que buscam nesta visão integrada do ser humano uma forma mais abrangente de entender e tratar do equilíbrio de sua saúde.

Boa leitura.

HISTÓRICO

A Medicina Holística é resultante da aplicação do pensamento holístico, ou do holismo, no campo da Medicina. Etimologicamente, holístico e holismo derivam do grego *holikós*, universal, ou *hóles, hóle, hólon,* que significam: todo, inteiro, completo. Na filosofia, holismo é a síntese de unidades em totalidades organizadas.

O holismo é resultante da evolução do pensamento moderno, principalmente ocidental, na sua tentativa de superar os limites do cartesianismo; ou seja, da tendência do pensamento a entender o mundo "em partes", ou em elementos isolados do conjunto global da vida, sem perceber a sua integração.

No holismo busca-se a compreensão da totalidade e do mecanismo conjunto que gerou e que administra a vida, em todas as suas possibilidades. O holismo influencia hoje praticamente todas as áreas do conhecimento, notadamente a Medicina, a Psicologia, a Pedagogia e os sistemas de ensino, a agricultura, a arquitetura, a Biologia, tendo a sua expressão máxima na ecologia, ou na consciência ambiental da humanidade.

Foi graças à compreensão crescente da múltipla interação entre os seres vivos (cadeia alimentar) e destes com o meio ambiente que hoje se luta pela preservação ecológica e pela garantia da vida qualitativa e da saúde para as futuras gerações. Não é sem razão que a Medicina Holística é frequentemente mencionada como a "medicina da ecologia interna do homem."

Não somente na questão ambiental, mas em muitas atividades humanas percebe-se a preocupação com a vida como um todo.

Hoje existe no planeta um pensamento unificado, uma mentalidade coletiva abrangente, como se fora uma "alma coletiva", que surgiu graças às forças complexas que impulsionam os mecanismos intrínsecos da evolução. Sob a influência dessas forças, a humanidade vem buscando uma redefinição do sentido básico da vida e a reprogramação das suas metas, em direção a uma atuação humana mais legítima neste planeta.

A essa mentalidade coletiva em nítido crescimento, que promete o surgimento de uma nova humanidade e de uma nova era, chama-se mais propriamente consciência planetária, cuja essência filosófica fundamental é o holismo.

Mas, apesar de toda a magnanimidade do pensamento holístico ocidental, por uma questão de justiça, deve-se saber que o holismo não é nenhuma novidade, pois no Oriente sempre vigorou a forma dialética relativista de entender a vida. Essa forma de abordagem fica clara quando se estuda as filosofias mais antigas, como o Taoísmo, O Zen, O Budismo, a filosofia da medicina chinesa, indiana, japonesa, persa, egípcia, mesopotâmica, etc., onde se percebe a evidência da polaridade (Yin e Yang) e da preocupação na compreensão da relação entre o homem e o Universo.

No Ocidente, todavia, a descoberta do holismo tem um sabor especial, uma vez que ele vem surgindo como um estágio ulterior ao pensamento analítico-cartesiano que caracteriza a alma da filosofia da ciência atual. Pode-se inferir que a humanidade, apesar da herança dialética oriental, teve que passar pelo crivo da sua fase dita racional (lógica formal) para descobrir a compreensão sintética da vida. Para isso está se questionando profundamente o modelo (paradigma) de vida ocidental, que tem como características a elitização do poder econômico, o conflito entre capital e trabalho, a competividade, a fragmentação do conhecimento, a exploração insana da natureza, o consumismo sem sentido, a confusão entre riqueza material e felicidade, a divisão socioeconômica do mundo entre o hemisfério norte e sul, e na Medicina, a dicotomia entre o corpo e mente, entre o ser e seu meio, seja físico ou cósmico.

O pensamento holístico no Ocidente teve o seu início histórico em 1926, com a publicação em Londres do livro *Holism and Evolution,* de autoria do general sul-africano, o filósofo Ian Christian Smuts, um dos criadores do movimento *antiapartheid.* Foi uma obra pioneira e muito à frente do seu tempo; razão pela qual não recebeu a devida atenção dos intelectuais da época, só vindo a ser reconhecida décadas mais tarde, redescoberta por Adler, o grande psicanalista que foi profundamente influenciado pelas idéias do holismo. O tema do livro é o estudo mais avançado da natureza da evolução do pensamento humano. Smuts apresenta uma extensa e detalhada avaliação da tendência à síntese, como um fenômeno presente em todo o universo, responsável pela origem e pelo progresso dos conjuntos em tudo na natureza. O estudo inclui uma série de critérios que apontam ser a evolução nada mais do que o desenvolvimento gradual e a estratificação progressiva de séries de conjuntos simultâneos, que se estendem a partir dos começos inorgânicos, até os níveis mais complexos da consciência.

O autor foi o primeiro a criar o conceito fundamental do holismo, emprestando-lhe um caráter eminentemente universal.

Depois de Smuts, o holismo conheceu pensadores com Norel, Kuhn, Wilber, Bohm e atualmente um dos seus cientistas mais ativos, Pierre Weil, autor de numerosas obras sobre o tema.

Hoje, o pensamento holístico influencia praticamente todas as atividades humanas e representa o cerne filosófico da consciência planetária, nesta época limítrofe entre um ciclo humano desgastado, que se vai, e um outro, renovador e repleto de esperanças, anunciando um mundo melhor e mais harmônico.

Atualmente, a Medicina Holística é praticada no mundo inteiro e cresce o número de pessoas identificadas com os seus princípios simples e claros. Existem numerosas associações e grupos, nacionais e internacionais, de cunho holístico, inclusive a Sociedade Internacional de Médicos Holísticos.

A MEDICINA HOLÍSTICA

Também denominada Medicina Integral, a Medicina Holística é de definição complexa, por ser mais que somente uma mescla entre a Medicina Oficial[1] analítica/cartesiana e a Medicina chamada "alternativa". Ela representa a evolução da Medicina com um todo e é o reflexo, na área da saúde, da expansão da consciência planetária unificadora da humanidade. Uma das preocupações prioritárias da Medicina Holística é a de ajudar a restituir a qualidade de vida e a saúde dos habitantes do planeta, principalmente através da inibição dos processos de degeneração biológica e de transmissão hereditária dos desequilíbrios. Segundo os estudiosos, estes processos têm provocado o enfraquecimento biológico e a tendência à inviabilidade da raça humana, fato hoje de grande preocupação para a Organização

Mundial de Saúde (OMS), mas negligenciada pela Medicina comum.

A Medicina Holística não é uma nova especialidade médica; mas sim, um novo estado de consciência médica, onde a especialização, a divisão e a departamentalização do conhecimento ocupam uma posição de importância relativa, quase didática, devido à priorização da abordagem global ou integral. Do mesmo modo, a Medicina Holística não se coloca em oposição à Medicina acadêmica ou oficial (analítica); ou seja, não é uma antítese da Medicina comum, mas um complexo evolutivo e dinamizador. Ela é o resultado da evolução do pensamento e da filosofia médica que superou limitações e condicionamentos, incorporando as bases dialéticas da teoria e da prática da medicina natural, da medicina antiga e do conhecimento universal. Disso surgiu uma fusão ou síntese, que reuniu elementos complementares que contribuíram para a formação de uma concepção médica mais ampla.

O surgimento e o crescimento da Medicina Holística hoje é um fenômeno que a História deverá registrar com um marco no conhecimento humano, tal a intensidade com que acontece e a forma espontânea como se desenvolve.

Pode-se perfeitamente afirmar que um modelo de Medicina de caráter holístico é resultante das esperanças que a humanidade tem depositado nos avanços da ciência médica para que se descubram remédios para os diversos males que a assolam. Estas esperanças vinham sendo abaladas pela incapacidade das drogas farmacêuticas, principalmente dos antibióticos, na eliminação daquilo que se considerava como a causa da maioria das doenças: os germes. Mas, com o fenômeno da superação do raciocínio científico limitado pelos conceitos microbianos, o holismo vem obtendo forças para mostrar um novo caminho de entendimento, ensinando que o "terreno" é mais importante que o germe.

Desde o surgimento da teoria microbiana, com Louis Pasteur, desenvolveu-se a idéia de que os germes microscópicos são causadores da maioria dos nossos problemas de saúde. Surgiram então antibióticos cada vez mais potentes e específicos, mas isso não produziu uma melhoria significativa da qualidade de vida dos habitantes da Terra e nem melhorou a resistência aos germes. Correntes da Medicina alternativa afirmam que a aplicação de antibióticos, sem que se elimine o desequilíbrio e a desarmonia que permitiu o assentamento do germe, cria condições para o enfraquecimento genético da raça humana. Diz-se que a medicina farmacológica, em sua posição organicista exclusiva, é excelente no combate às doenças agudas, mas infelizmente tem contribuído para a manutenção das doenças crônicas degenerativas (câncer, arteriosclerose, infarto, reumatismo, entre outras), contra as quais só consegue resultados superficiais.

Quando se combatem apenas os sintomas periféricos das doenças, sem se trabalhar ou conhecer o processo mórbido central ou profundo que é a verdadeira causa do mal, abafa-se a reação normal e natural do organismo, suprime-se a sua capacidade de descarregar toxinas e elementos anômalos (processo traduzido sob a forma de cefaléias, tosses, corrimentos, espasmos, fluxos, diarréia, inflamações, cistos, acúmulos e, em casos mais adiantados, tumores, câncer, etc.). Sabe-se estatisticamente que a incidência das doenças crônicas tem aumentado, pois elas estão relacionadas com o processo de degeneração que a humanidade vem sofrendo.

Também a preocupação mundial quanto às más condições do meio ambiente estimulou a busca de uma medicina mais coerente com os princípios de uma vida mais harmônica com a natureza.

Na década de 70, surgiu nos Estados Unidos um movimento médico que criou o termo "medicina ecológica" para caracterizar o pensamento médico que valoriza a necessidade de se restaurar o equilíbrio profundo do organismo para evitar o crescimento das doenças crônicas e interferir dinamicamente no processo de degeneração biológica e energética da raça humana e da biosfera em geral. Entendendo a importância da interação entre meio ambiente, o ambiente interno do corpo humano e a genética racial, os novos clínicos procuram aplicar recursos também naturais, tais como ervas medicinais, remédios homeopáticos, dietas naturais, integrais e orgânicas, terapias alternativas, hidroterapia, etc., com o objetivo de evitar o colapso da civilização que a degeneração bioenergética pode provocar. A grande difusão das terapias alternativas no mundo inteiro é um sinal de que a consciência coletiva tem buscado soluções para a questão da saúde precária dos habitantes do planeta. A princípio, essas terapias foram combatidas (e ainda o são nos países menos desenvolvidos), mas com a crescente adoção dessas técnicas não-ortodoxas pelos médicos oficiais (caso da Homeopatia, da Acupuntura, da Fitoterapia, etc.), a própria Medicina oficial tem se transformado. Essas terapias, embora antigas, pertencem historicamente ao patrimônio cultural ancestral e ao inconsciente coletivo da humanidade, e a sua maior difusão atual deve-se à ampliação do discernimento humano, que ajusta o conhecimento do passado com o que há de melhor na ciência moderna. Como resultado, estende-se cada vez mais – mesmo no meio médico oficial – a idéia de que é somente restabelecendo a harmonia e o equilíbrio do ser com as leis naturais que se pode alcançar uma cura verdadeira, pois é exatamente esse distanciamento, essa desarmonia, que permite a instalação de uma doença qualquer.

Para a Medicina Holística, toda doença é multifatorial. A Medicina oficial acostumou-se a centrar a atenção e a buscar uma única causa para as moléstias. Um tratamento integral, composto por vários recursos aplicados simultaneamente, é fundamental para se trabalhar a maior quantidade possível de dimensões, causas, veículos e agentes determinantes possíveis. Para a Medicina Holística, a verdadeira cura é, em síntese, o restabelecimento das múltiplas funções dos vários campos energéticos, desde os mais densos aos mais sutis, interligados e interdependentes, que compõem a delicada, complexa e maravilhosa rede de vida de um ser.

Para o restabelecimento global da saúde, a Medicina Holística usa técnicas simples e não-agressivas, hoje aplicadas mundialmente, como a Acupuntura, a Moxabastão, o Shiatsu, a Homeopatia, a alimentação natural, os princípios macrobióticos com as essências florais, os aromas, os elixires de pedras preciosas, as próprias emanações diretas dos cristais, os sons musicais, as cores projetadas sobre o corpo, etc., que são capazes, dependendo da perícia do Terapeuta, de restabelecer eficazmente os desequilíbrios, uma vez que agem no terreno energético dos corpos sutis.

O uso de fármacos, como os antibióticos, os analgésicos, os anti-inflamatórios, os antitussígenos, os antitérmicos, os antialérgicos e principalmente os corticóides, embora sejam recursos importantes em dado momento terapêutico, constituem uma ação "anti" alguma coisa. A filosofia da Medicina analítica, com as suas bases terapêuticas farmacológicas, é a própria antítese da medicina preventiva. Isso representa um verdadeiro paradoxo. A Medicina Holística procura remover o elemento mórbido essencial que desencadeia a doença e reequilibrar o organismo, harmonizando-o com a natureza, mesmo que para isso tenha que, a princípio, lançar mão de remédios alopáticos ou cirurgias para combater casos agudos ou emergenciais.

Um bom exemplo é o caso do câncer: a Medicina oficial baseia-se na cirurgia, na radioterapia e na aplicação de drogas antineoplásticas potentes para combater o tumor – esses métodos não removem o processo mórbido causador do tumor e destróem as células saudáveis, agredindo mais ainda o organismo , podemos dizer que é possível, circunstancialmente, eliminar o tumor, mas não o câncer. Ataca-se o tumor como efeito dos problemas, mas negligencia-se a pessoa e o seu desequilíbrio bioenergético central, que é a causa.

Para a Medicina Holística, tanto o câncer quanto várias outras doenças semelhantes resultam da tentativa do organismo de eliminar toxinas e entidades mórbidas ou anômalas presentes em seu âmago.

Com base apenas no entendimento médico comum, ou analítico, não há e nunca haverá uma cura para o câncer porque o seu significado verdadeiro não é compreendido: ele não é uma doença, mas uma reação complexa do próprio organismo. A Medicina oficial trabalha apenas o resultado dessa reação, ao mesmo tempo em que procura inibi-la. Só se poderá eliminar esse problema se entendida a sua essência e a sua verdadeira natureza. Assim com o câncer, todas as doenças podem ser classificadas sob esse prisma, seja o reumatismo, a AIDS, a artrite reumática, a hipertensão arterial, o diabetes e várias outras.

As enfermidades agudas ou crônicas, os desequilíbrios, as doenças em geral e a própria condição biológica e energética das pessoas imprimem-se geneticamente; isto é, ficam "gravados" nos cromossomos, sendo passíveis de transmissão hereditária. Isto aponta para os perigos de um enfraquecimento racial, fato esse confirmado pelas estatísticas e pelos indicadores oficiais da Organização Mundial de Saúde que mostram o alarmante aumento dos casos de doenças crônicas. Basta observar que o diabetes melito aumentou em 25% a sua incidência mundial nos últimos 10 anos. Na década anterior essa taxa foi de 8% apenas. A insulina sintética não resolve a questão e, embora ajude um doente a se manter vivo, essa droga tem contribuído para a manutenção da doença no mundo, pois o diabético pode gerar filhos com o mesmo problema.

Devido a essas evidências e essa realidade, vários movimentos médicos surgiram recentemente, caracterizando a ideologia holística ou integral da Medicina moderna. Buscou-se compreender mais a fundo a filosofia de Hipócrates[2] - o pai da Medicina – e compreendeu-se que ela é tão moderna como os computadores. Negligenciada e esquecida pelas gerações médicas passadas que herdaram a filosofia de Galeno[3], a filosofia do médico e Cós é hoje valorizada e mais respeitada. Vários aspectos do pensamento hipocrático sempre estiveram presentes entre os adeptos da Medicina Alternativa, como o *primeiro não mutilar, o fazer do alimento um remédio, ou a doença deve ser curada pelo medicamento semelhante a ela* (o princípio básico da Homeopatia) e outros. Estes aspectos não têm sido obedecidos de um modo geral pela Medicina oficial, mas são agora estimulados pela Medicina Holística.

Em função deste tipo de "neo-hipocratismo," o mundo conheceu o boom da Medicina de cunho naturista a partir da década de 60, e este fenômeno foi um dos estopins para o surgimento da Medicina Holística. Surgiram grupos, clínicas, hospitais e centros terapêuticos no mundo inteiro, e agora valoriza-se cada vez mais a Medicina natural, a ponto de em 1984 a Organização Mundial de Saúde (OMS) ter exortado médicos e autoridades sanitárias do mundo todo a buscarem na Medicina natural, nas ervas, na Medicina popular, auxílio no sentido de melhorar as condições de saúde do mundo, uma vez que a Medicina oficial não estava sendo capaz de, sozinha, resolver a grave crise de saúde da humanidade.

A influência desses movimentos e atividades sobre a Medicina acadêmica tem estimulado cientistas do mundo inteiro a voltar a sua atenção para o campo naturista/holístico. A feliz associação entre o conhecimento científico aliado ao avanço tecnológico e ao pensamento dialético da Medicina natural é a base de sustentação técnica da Medicina Holística. Sabe-se que esta fusão só não aconteceu antes devido à capacidade e à vontade humana de buscar uma Medicina mais identificada com a consciência planetária emergente. Hoje esse poder econômico vem perdendo a sua força sobre a Medicina e sobre as ações de saúde.

Quanto à Medicina natural, ela própria evoluiu e hoje é a moderna ciência que sintetiza e harmoniza as várias escolas e tendências puramente naturistas e que integra vários tipos de recursos terapêuticos naturais, simultaneamente, visando a recuperação mais ampla possível da saúde. É a área médica alternativa atual que mais tem contribuído para uma Medicina global mais coerente e para a filosofia da nova Medicina. É um sistema naturista para eliminar ou prevenir as doenças, e uma ciência que ensina a viver. Sendo um importante elo da Medicina Holística, os adeptos desta modalidade médica afirmam que o homem atual vive em desarmonia com a natureza, desentende as suas leis e as desrespeita sistematicamente, e como resultado, surgem as doenças.

Apenas por uma questão didática, é necessário, todavia, mencionar que Medicina Holística não é o mesmo que Medicina natural ou Medicina Alternativa, pois estas se colocam em oposição à Medicina analítica, oficial, ou ortodoxa. A Medicina Holística inclui a alopatia e a cirurgia. Isto é perfeitamente aceitável e não constitui um paradoxo, pois no holismo médico estabelecem-se fases terapêuticas onde intervenções cirúrgicas têm o seu lugar em dada situação e drogas farmacêuticas podem ser úteis emergências, urgências, em programas de redução de fármacos, em casos extremos com risco de vida, etc. O que a Medicina Holística evita é o radicalismo ou o extremismo conceitual, tanto naturista quanto o tecnicismo médico-acadêmico oficial. Uma das principais críticas feitas à Medicina comum, além da questão da sua tradicional incapacidade de compreender a Unidade essencial da vida (razão pela qual aplica drogas e cirurgias de modo sintomático ou paliativo), é o fato desta não reconhecer a relação dialética entre o homem e a biosfera (ou natureza integral), e que a desarmonia entre estes dois pólos é a verdadeira causa das doenças, resultantes de um fenômeno de adaptação. Devido a isto, a Medicina analítica não compreende bem a influência de um novo elemento criado pelo homem: a tecnosfera, que é a somática de todos os produtos sintéticos ou artificiais que hoje interagem com a biosfera.

Uma das premissas da Medicina Holística é o fato de que quando ocorre uma alteração do organismo, seja uma doença, ou uma anomalia, esta emite uma importante mensagem informando a presença de alguma alteração no nível global multidimensional do ser, e deste em relação ao seu ambiente.

Por isso, se considera a Medicina Holística não somente um sistema terapêutico, mas um sistema médico completo, composto por uma filosofia, por um corpo diagnóstico e por métodos terapêuticos organizados, voltados para a prevenção, a cura real das doenças e para a harmonia do homem com as leis sutis da natureza. Além dessa preocupação com a relação harmônica entre o ser e o seu meio, a Medicina Holística trabalha dentro do campo interno do ser, buscando a unidade entre corpo e mente – harmonia entre corpo físico e espírito. Sabemos bem que algumas das mensagens enviadas pelo nosso "eu superior" se manifestam simbolicamente também na forma de doenças, com um sinal da necessidade de modificar o modo de vida para que se possa reencontrar e manter a saúde.

Para a Medicina Holística, a doença não é um fenômeno a ser meramente combatido ou eliminado, mas compreendido e utilizado como um caminho para restaurar a integridade global do corpo. A doença é um aviso do corpo que denuncia uma desarmonia. A simples eliminação dos sinais e sintomas extingue a possibilidade de se reintegrar o indivíduo e conhecer as verdadeiras causas dos seus males, que estão enraizados no âmago do seu sistema orgânico, psíquico e mental.

Uma das lições mais importantes da Medicina Holística é que o modo mais acertado e eficaz de curar ou evitar as doenças não é apenas por meio de ervas ou remédios naturais, de homeopatias ou de dietas naturistas ou macrobióticas, mas pela correção de hábitos errados e pelo entendimento das leis intrínsecas que mantêm a vida. Para essa filosofia, saúde, felicidade e sabedoria não são coisas isoladas, mas uma só e mesma coisa.

As novas descobertas da Ciência têm também contribuído para a formação de uma nova mentalidade médica. Estas descobertas, ao contrário do que se imaginava, ajudam a diminuir as distâncias resultantes da polarização ocorrida na Medicina (de um lado a Medicina oficial e do outro a Medicina Alternativa), como característica da situação de algumas décadas atrás. Dentre estas descobertas destacam-se *as transmutações físico-biológicas a baixa energia,* do cientista francês Louis Kevran; a neo-hematologia do médico japonês Kikuo Shishima e do russo Lepenshiskaya; o efeito kirlian, etc. Estas descobertas, aliadas a fenômenos interessantes como a ampla difusão mundial dos florais de Bach, da Aromaterapia, da terapia dos cristais, da Geoterapia (tratamento pela argila), da Talassoterapia (tratamento pelos recursos do mar), da Musicoterapia, das dietas naturistas, da Macrobiótica, da Iridologia, do Shiatsu, etc., são prenúncios do surgimento de uma nova Medicina no planeta.

O crescimento ideal da Medicina Holística ainda é dificultado pela grande influência do pensamento analítico-cartesiano, a principal barreira à concepção holística ou unitária da vida e da natureza. É a partir do modelo einsteniano-dialético de compreensão que as novas gerações médicas vêm se acostumando às mudanças filosóficas necessárias que têm transformado a ciência de curar, rumo ao seu destino inexorável, que é o da integração num sistema médico amplo e coeso, não formado por partes que se contradizem.

Apesar do avanço do pensamento holístico e da própria Medicina Holística, sabemos que ainda há um longo caminho a ser percorrido antes que se tenha atingido um estágio mais perfeito.

Não há ainda, portanto, uma Medicina Holística completa, mas um protótipo dela, ou da Medicina do futuro. Sabemos que existem muitos degraus a serem galgados antes de se ter a Medicina Holística como um sistema médico amplo e bem definido. Acredita-se que no futuro, quando os métodos de reequilíbrio do ser com a natureza for a meta fundamental dos processos terapêuticos, não se necessitará de nenhum adjetivo complementar para a palavra medicina, nem mesmo "holística", quando existirá apenas a Medicina.

Hoje, com o avanço da Medicina Holística, está ressurgindo a questão da importância da maior sensibilidade e intuição do médico ou do terapeuta, de modo a se resgatar a credibilidade e o respeito àquele que sempre foi considerado, antes de um profissional, um sacerdote, com a missão de aliviar os sofrimentos alheios.

Medicina é a arte ou ciência de evitar, tratar ou atenuar as doenças, de buscar o conhecimento das suas causas e tentar evitar a morte.

Dedicar-se à Medicina Holística é uma tarefa que exige muito estudo e dedicação; mas principalmente discernimento e sensibilidade.

Os médicos sábios da antiguidade ensinavam que abaixo da "iluminação", ou estágio ulterior da consciência, tudo é sofrimento e representa alguma forma de doença. O estado máximo de saúde é o êxtase, ou a felicidade plena, divinizada, incompreensível para a mente conceitual comum. Portanto, o papel do verdadeiro médico é muito maior do que se imagina, pois deve realizar em si o processo alquímico, a transmutação da sua consciência, para poder ensinar o segredo àqueles que a Providência divina coloca em seu caminho.

Síntese das características gerais da filosofia da Medicina Holística

- Existe um estado de harmonia e perfeição em tudo o que se refere à natureza e ao universo.
A doença é resultante da perda ou do afastamento do ser vivo em relação a essa perfeição.

- Não existem doenças, mas apenas uma, que é a perda do equilíbrio e da harmonia no mais profundo "eixo" bioenergético humano, que se manifesta exteriormente por múltiplas formas e aspectos.

- A doença não é um mal a ser simplesmente combatido, mas um sinal de desequilíbrio a ser compreendido.

- A eliminação sumária dos sinais e sintomas da doença, sem que se conheçam as suas causas ou agentes determinantes, faz com que se perpetue o estado de desequilíbrio, que tenderá a manifestar-se novamente mais tarde, do mesmo modo ou com sintomatologia diferente.

- Toda doença é multifatorial; ou seja, desencadeada por vários fatores associados e interdependentes, sejam orgânicos, energéticos, psíquicos, mentais, espirituais.

- Toda doença é resultante da ação de fatores desencadeantes sobre um organismo (ou ser) suscetível.

- Há doenças causadas pela mente e pela consciência humana; mas qualquer que seja a sua origem, representam sempre um recurso pelo qual a magia da vida tenta mostrar o caminho que reconduz ao equilíbrio perdido. Apesar de ser este um postulado complexo, é um dos maiores mistérios da Medicina e deve ser motivo de profundas meditações, seja por parte dos

médicos atentos e conscientes da sua função ou pelos doentes em geral.
A doença pode funcionar como um caminho para o autoconhecimento, pois traz segredos da cura embutidos em seus sinais.

- Enquanto a Medicina comum dedica-se a combater as doenças, a nova Medicina volta-se para a restauração da saúde, no seu sentido mais amplo possível, bem acima da simples eliminação dos sinais e sintomas.

- O médico deve ser, ele próprio, um exemplo de boa saúde. Constitui uma grande contradição o fato do médico atual, geralmente, não possuir equilíbrio e harmonia no seu próprio organismo, estar sujeito às mesmas doenças dos seus pacientes.
A Medicina Holística traz novamente um ensinamento do passado, um fator que

havia sido esquecido pela Medicina moderna, que é a necessidade do médico ser coerente entre o que ele busca oferecer aos pacientes e a sua própria saúde, restaurando assim o verdadeiro papel e a dignidade da profissão na sociedade atual.

- Não há separação real entre corpo e mente e entre ser e universo. Esta falsa noção de dicotomia e de separatividade é derivada da incompreensão da unidade fundamental da vida.

- Toda doença física tem influência de fatores psíquicos (afetivos); e toda doença psicomental é influenciada por fatores orgânicos, de algum modo.

- O tratamento deve ser baseado no tipo de caso, buscando-se primeiramente: tentar evitar a morte quando iminente ou em risco de perder a vida; buscar a harmonia com as leis da natureza por meio de técnicas não-agressivas, simples e naturais; restabelecer o equilíbrio global do organismo, do psiquismo, do mundo afetivo e individual.

- Se não puder manter a vida, uma das mais nobres missões do médico é a de saber encaminhar o doente para a morte, confortando-o e garantindo-lhe a consciência de que a morte é um fenômeno simples, natural e mágico, pela qual tudo e todos devem passar; ela é a passagem da individualidade para a universalidade.

Quando se estabelece o primeiro contato com a Medicina Holística, tem-se a impressão de que se está diante muito mais de um sistema filosófico do que um sistema médico. Na realidade, a Medicina Holística é muito mais técnica do que teórica. Essa impressão inicial deve-se ao fato de a Medicina comum, ou oficial, não dispor de um sistema filosófico que lhe apóie, o que é contrário à Medicina Holística. Por essa razão, não se discute mais filosofia médica nas escolas, sendo que até o termo filosofia se tornou sinônimo de especulativo ou de matéria subjetiva, sem importância.

O empobrecimento filosófico da medicina comum ocorreu principalmente devido à preocupação excessiva com resultados imediatos, independentemente da compreensão real das causas básicas globais das enfermidades. As razões para isto devem ser pesquisadas na própria história da Medicnia, a partir de Galeno. 4

Quanto às questões técnicas, comparativamente, é muito mais difícil praticar a Medicina Holística, que exige conhecimento em várias áreas (além do discernimento apurado), do que a Medicina somente farmacológica, que exige apenas acúmulo de informações livrescas.

Um dos papéis da Medicina Holística é exatamente o de resgatar o galardão médico, substituído pelo ensino médico moderno, que não forma médicos, na ampla acepção da palavra, mas profissionais e técnicos em Medicina.

Para demonstrar um pouco da técnica e da prática da Medicina Holística, apresentamos a seguir uma pequena síntese para ilustrar:

- Na prática da Medicina Holística o tratamento é definido depois de se estabelecerem as fases, segundo o estado e as condições da pessoa a ser tratada.

- Conforme foi citado anteriormente, nas emergências, podem ser indicados medicamentos alopáticos e métodos cirúrgicos.

- Os métodos diagnósticos comuns, como radiografias, exames laboratoriais, ultrassonografias, etc., podem ser regularmente utilizados, sempre dentro de um amplo entendimento das condições do doente e da sua doença.

Os métodos alternativos como a pulsologia, a fisiognomonia e o irisdiagnóstico são também associados a esse entendimento.
- A moderna Medicina Holística compreende que a aplicação de vários recursos terapêuticos organizados produzem resultados superiores, em virtude de se alcançar assim, várias dimensões alteradas do organismo ou do doente. Esta conduta é derivada da experiência acumulada pela Medicina natural integral.

- A aplicação de um ou mais tratamentos, isolados ou simultaneamente, como a Homeopatia, a Fitoterapia, as dietas específicas, a Acupuntura, os florais, os trabalhos corporais, as psicoterapias, entre outros, dependem também do estado individual, das metas do terapeuta e do programa terapêutico previamente estabelecido.
É possível iniciar o tratamento com dietas ou a aplicação de plantas desintoxicantes,

depurativas, bem como com pontos acupunturais analgésicos ou homeopatias e florais para melhorar o quadro mental.
Não há como padronizar o início ou a aplicação simultânea de vários recursos terapêuticos, uma vez que isto depende do quadro do paciente e do conhecimento do terapeuta.

- Qualquer especialidade médica é compatível com a Medicina Holística; ou seja, um médico especialista pode exercer a sua medicina e ser um holista, desde que compreenda a importância de incorporar a sua atividade dentro de um programa global de restabelecimento do equilíbrio do paciente, o que geralmente exige a aplicação (simultânea ou posterior), de sistemas terapêuticos voltados para esse objetivo, principalmente através da alimentação.
Como exemplo, existem cirurgiões holísticos que utilizam a Homeopatia, seja

antes ou após as internações, e que depois procedem a uma orientação geral preventiva e restabelecedora da harmonia perdida, onde a dietética ocupa posição de destaque.

Como sempre, o objetivo é o do ensinar ao paciente as causas do seu mal e mostrar-lhe o caminho para a sua autocondução.

Existem muitos holistas ginecologistas, cardiologistas, pediatras, etc. que aplicam perfeitamente a filosofia da Medicina Holística, mesmo sendo especialistas. O importante é manter sempre a mentalidade holística e conhecer métodos capazes de atingir metas do pensamento holístico.

- A Medicina Holística não exclui também nenhum sistema terapêutico alternativo, nem possui um quadro definido de métodos terapêuticos; pois isto depende exclusivamente do conhecimento e da experiência do terapeuta.

SÍNTESE DOS RECURSOS TERAPÊUTICOS DA MEDICINA DA ÁREA DA HOLÍSTICA

ALIMENTAÇÃO

Possui diversas modalidades, desde o simples vegetarianismo até as dietas cruas, monodietas,[4] e outras.

A macrobiótica[5] e a alimentação ayurvédica, bem como o jejum[6], ocupam posição de destaque nesta importante área terapêutica.

Há uma grande tendência da Medicina Holística mundial a imitar os médicos sábios do passado e a iniciar os tratamentos primeiramente com a mudança alimentar dos pacientes, devido à grande influência da alimentação sobre o organismo e o psiquismo humano.

A alimentação equilibrada e pura, livre de produtos químicos e tóxicos, baseada em produtos integrais selecionados é o mais importante recurso terapêutico hoje utilizado pelas grandes escolas de Medicina Holística.

Embora a Medicina natural clássica sempre tenha aplicado a alimentação como principal recurso, a difusão mundial das novas idéias dietéticas, como a importância do uso de produtos sem agrotóxicos, dos cereais integrais, dos perigos do consumo da carne animal e dos produtos industrializados, deve-se principalmente à macrobiótica difundida por Georges Ohsawa. A ela se deve também a larga difusão do consumo de produtos antes praticamente desconhecidos no Ocidente, como o queijo de soja (tofu), o missô, as algas marinhas, os derivados do gergelim, o arroz integral e uma infinidade de outros.

Na Medicina Holística existem diversos tipos de dieta, desde as totalmente cruas (crudivorismo) ou totalmente cozidas, dietas apenas à base de frutas (frugidorismo), e outras que admitem apenas cereais integrais. Há o vegetarianismo que se divide em vários ramos, como por exemplo, aqueles que admitem laticínios e ovos (ovo-lacto-vegetarianos) e os que só aceitam alimentos de origem exclusivamente vegetal.

Estes últimos podem dividir-se entre aqueles que só usam alimentos integrais e outros que admitem também alimentos refinados e industrializados.

A macrobiótica, que também tem uma linha radical e outra liberal, não pode ser classificada apenas como um tipo de alimentação. O seu principal difusor, Georges Ohsawa, a considerava antes como uma filosofia de vida, ou um sistema de vida e comportamento baseado na seleção especial dos alimentos e na interpretação dialética da vida (antagonismo complementar do universo).

Existe uma tendência à padronização do tipo de alimentação, o que não é considerado salutar pela Medicina natural integral, uma vez que o melhor é que cada indivíduo tenha a sua própria dieta ideal, alcançada através de experiências e estudos.

Não é aconselhável que sejam utilizadas dietas definidas (quanto a aspectos quantitativos ou mesmo qualitativos) e sejam aplicadas de modo generalizado.

A manutenção da alimentação diária deve ser estabelecida individualmente, considerando-se vários fatores, como idade e tipo de atividade da pessoa, tipo físico, estado de saúde, clima, estação, alimentos regionais, etc.

Hoje, existe uma grande oferta de alimentos artificializados e repletos de aditivos químicos.

No início do século XX, a humanidade dispunha de cerca de oitocentos alimentos conhecidos. Hoje, este índice já passa de 30.000 nomes de "coisas para se comer," incluindo refrigerantes, enlatados e tudo mais.

Isto significa que criamos artificialmente cerca de 29.000 produtos.

Muitos estudiosos preocupam-se com o problema sério que representa o aumento das doenças degenerativas e apontam para o perigo da degeneração biológica da raça humana, pois cresce cada vez mais o número das doenças modernas e mais frágil se torna a humanidade.

Segundo a "Ecologia Clínica," uma recente especialidade médica nos Estados Unidos, mais de 80% das doenças atuais são causadas pela "alimentação poluída."

Diversos produtos utilizados na alimentação cotidiana comum devem ser evitados tanto para o tratamento como para que se previna o surgimento de doenças.

A carne, principalmente a de vaca, é hoje prejudicial, devido à grande quantidade de produtos químicos que contém, como o dietilbestrol, um hormônio proibido pela legislação brasileira, mas usado comumente para aumentar o peso dos animais. Trata-se de um hormônio sintético (estrogênio) que é capaz de fazer as vacas engordarem, mas que mesmo em pequeníssima quantidade pode provocar distúrbios menstruais, tumores do ovário e da mama, dos testículos e do útero, além de alterar a libido, ou energia sexual, diminuindo-a. Além disso, existe o sulfito de sódio para dar às carnes frigorificadas um aspecto mais saudável e a cor vermelha; para fixá-la, usa-se, com freqüência, o nitrato de potássio(salitre). Ambos são comprovadamente cancerígenos para o homem. Também inclui-se o efeito da carne que, mesmo sem aditivos químicos, causa putrefação intestinal e diminuição da resistência à infecção devido à ação de toxinas próprias da carne como a cadaverina, a putrescina, o indol, o escatol, a uréia e o ácido úrico (mais concentrado nas vísceras). Devido ao uso de carrapaticidas e outros defensivos; também são encontrados traços de DDT[7] na carne animal e de mercuriais nas rações.

Tudo isto é bem mais perigoso nas carnes acondicionadas como o presunto, a salsicha, a mortadela, patês, salames, carnes enlatadas, etc., onde encontra-se uma grande quantidade de antibióticos para conservação.

O açúcar branco, hoje usado em quantidades muito elevadas e estimulado pelos governos e pela propaganda, é um perigoso aditivo que antes não fazia parte da dieta humana. Usado há cerca de 100 anos, faz parte da maioria dos elementos modernos e é responsável por inúmeros distúrbios orgânicos. Segundo estudiosos, o açúcar é um agente cariógeno, determinando as cáries dentárias pela formação de placas bacterianas no sulco gengival e pela retirada do cálcio dos dentes por vários mecanismos, sejam locais ou através do próprio sangue. Mas não é nos dentes que o açúcar tem a sua ação mais perigosa. Da forma abundante como é consumido, ele determina a perda lenta de cálcio nos ossos e magnésio, além de drenar as importantes vitaminas do complexo B. Considera-se, por isso, o açúcar como um anti-nutriente e portador de uma grande e desnecessária quantidade de energia química concentrada.

Hoje o consumo médio mundial por habitantes está em torno de 300g de açúcar diariamente. Isso significa que uma pessoa pode consumir até dez quilos mensais de açúcar branco. É curioso saber que uma pessoa não necessita de nenhum açúcar branco, pois a alimentação comum fornece toda a glicose necessária às necessidades orgânicas. Todo açúcar extra, ingerido por meio das enormes quantidades de guloseimas hoje disponíveis, sejam sorvetes, refrigerantes, etc., representa uma tremenda sobrecarga que o organismo tem que suportar.

Atribui-se ao açúcar a capacidade de gerar e piorar a maioria das doenças modernas, todas as infecções, a hipoglicemia, o diabetes e outras, devido ao seu poder de diminuir as resistências do organismo e eliminar o importante magnésio.

As farinhas brancas também são contraindicadas por serem pobres em vitaminas, proteínas e nutrientes fundamentais, além de possuírem produtos químicos e conservantes.

O sal refinado é também outro produto prejudicial. O mais aconselhado para uso é o sal marinho biológico puro ou, o sal de Himalaia.

Há diversos outros produtos prejudiciais à saúde hoje disponíveis.

Os sistemas de cura através da alimentação são altamente considerados pela Medicina Holística, obedecendo assim, ao postulado ensinado por Hipócrates, o de *"fazer do alimento um remédio."*

HOMEOPATIA

Homeopatia é uma palavra de origem grega que significa "doença semelhante." É uma doutrina médica, ou sistema médico vitalista, que concebe as doenças como resultados de alterações da energia vital e da rede vital intrínseca.

O tratamento é feito com medicamentos que produzem, no homem sadio, grupos de sintomas semelhantes (baseado no postulado de Hipócrates similia similibus curantur, ou seja: semelhante se cura com semelhante). Esses medicamentos, ao passarem pelo processo de preparação farmacológica homeopática, liberam sua energia curativa. Constituem, então, "medicamentos–energia," e quando ministrados isoladamente (remédios simples), em doses mínimas infinitesimais, agem sobre a energia vital alterada.

Segundo se sabe, a homeopatia teve seu início como ciência, com o médico saxão Samuel Hahnemann (1755 – 1843), porém, já existia desde muitos séculos.

Hipócrates foi o primeiro de que se tem notícia a formular o princípio da semelhança e aplicar tal princípio, o que ele próprio deixa transparecer na seguinte observação: *"A doença é produzida pelos semelhantes, e pelos semelhantes que a produziram, o paciente retorna da doença à saúde. Desse modo, o que provoca a estrangúria inexistente cura a estrangúria que existe; a tosse, como a estrangúria, é causada e curada pelo mesmo agente"*.

Percorrendo os séculos, os preceitos doutrinários homeopáticos foram se firmando numa sistemática médica ampla e bem estruturada. Hoje, existem numerosos hospitais, médicos e farmácias homeopáticas espalhadas pelo mundo inteiro.

Nos tempos atuais, a imunologia vem comprovando e descobrindo os métodos homeopáticos antes inexplicáveis em termos científicos-analíticos diretos.

Na homeopatia existe um método especial de preparo dos medicamentos, constituindo a farmacotécnica homeopática.

Para uma melhor compreensão da ação homeopática, é necessário observar que seu principal efeito é estimular o organismo e suas defesas para o estabelecimento da cura; ao passo que a alopatia, procedendo a um combate direto, "age no lugar do organismo" e por isso inibe a capacidade orgânica de se autoequilibrar. Ao invés de agir através do desgaste de energias, como é o caso dos remédios alopáticos (antibióticos, imunossupressores, corticóides, etc.), o "medicamento semelhante à doença" age acumulando energia – a mesma necessária para produzir a reestruturação dos processos orgânicos normais.

Em casos graves, bem como em emergências, os médicos homeopatas podem fazer uso de certos remédios alopáticos, como nos casos dos antibióticos, mas, após o tratamento de emergência, esse mesmo medicamento será dinamizado e ministrado ao doente para se evitar seus efeitos colaterais (tratamento isoterápico).

Além dos remédios já citados e dos tratamentos de correção com os próprios agentes medicamentosos (como os antibióticos dinamizados, por exemplo), costuma-se empregar partes doentes do paciente para produzir os chamados "bioterápicos," ou nosódios, e sarcódios.

Outro tipo de tratamento é a "auto-hemoterapia dinamizada," que usa o próprio sangue dinamizado do doente no combate à suas enfermidades. Esse tratamento é bastante eficaz em diversos casos, principalmente os relacionados com afecções dermatológicas e alérgicas. Para a sua execução é necessária a participação de um médico homeopata e a indicação de um laboratório confiável.

A homeopatia é uma medicina que busca conhecer a totalidade dos sintomas apresentados, as características individuais do doente, as modalidades da doença (fatores de melhora, de piora, variações). Devido a isso, existe uma grande diferença em relação à alopatia, que possui remédios padronizados, voltados apenas para os sintomas.

Existem muitas escolas e técnicas diferentes em homeopatia, mas a base filosófica e ideologia é a mesma.

FITOTERAPIA

Fitoterapia é o método de tratamento através das plantas medicinais. Consiste no mais antigo método de medicina que se conhece; pois, o homem sempre fez uso de ervas na tentativa de curar os mais diversos males.

As plantas medicinais constituem a principal fonte de matéria-prima para a produção de muitos remédios alopáticos e homeopáticos.

Numa análise mais apurada, percebe-se que a terapêutica baseada no emprego de ervas pode ser tanto homeopática como alopática e mesmo isoterápica – tudo dependendo de como o agente medicamentoso é preparado.

Muitas das drogas conhecidas são extraídas das plantas medicinais. Mais de 80% dos remédios de farmácia tiveram sua origem antes no reino vegetal, para depois serem sintetizados. O princípio ativo, contudo, é apenas um dos fatores dentre os vários que participam dos efeitos dos vegetais, pois, uma planta é composta por um conjunto de fatores responsáveis pelos seus efeitos.

Baseados em antigos ensinamentos e em modernas experimentações, sabe-se que as plantas possuem outras propriedades além das inerentes aos seus compostos químicos, como por exemplo: a energia estrutural intrínseca de cada erva; suas características morfológicas; a importância do momento em que é colhida; tudo isso influi nas suas atividades e ações farmacológicas, além de muitos atributos e propriedades ainda desconhecidos pela maioria das pessoas, como a fase da lua, a estação do ano, entre outros.

Esses argumentos mostram que quando se aplica determinado tratamento à base de ervas e este não produz resultados esperados, pode ser que ela não tenha sido bem escolhida ou ministrada, uma vez que é ampla e complexa a ciência da sua seleção.

A moderna farmacologia, que utiliza apenas o princípio ativo dos vegetais, poderia ampliar os resultados terapêuticos se fizesse identificação desses fatores e os conhecesse de forma mais profunda – e poderia extrair dos vegetais um potencial terapêutico bem maior.

As principais indicações fitoterápicas apresentam-se sob a forma de chás, por ser o modo mais comum de ministrar uma planta medicinal. Além desta, indicam-se também as tinturas oficinais (vegetais macerados em álcool em concentrações específicas), consubstanciando todas as formas possíveis de utilização das plantas medicinais.

HIDROTERAPIA

É a técnica que utiliza a água como recurso terapêutico. É também um dos mais antigos métodos de tratamento natural.

Em medicina natural, a hidroterapia é um dos tratamentos indispensáveis, dada a sua importância e a sua eficácia.

A água é usada sob a forma de duchas, jatos, banhos, imersões, compressas, saunas, etc. Os banhos podem ser de corpo inteiro ou de partes, como pedilúvios (banho apenas nos pés), manilúvios (banho apenas nas mãos), semicúpios (banho de parte do corpo), banhos de assento (apenas de pélvis), banhos de cabeça, apenas das costas, etc. Também os banhos podem ser feitos em duas ou mais partes simultaneamente.

A técnica da hidroterapia é hoje conhecida não só da naturopatia, mas também é estudada e aplicada nos círculos mais sofisticados da medicina oficial.

Existem muitas escolas de medicina natural que procuram explicar os efeitos da água no organismo. Mas, em síntese, ocorre o seguinte:

– Eliminação das toxinas que prejudicam as funções orgânicas.
–Normalização dos mecanismos de compensação e equilíbrio.
– Normalização da má distribuição do calor (reequilíbrio térmico).
– Reequilíbrio da energia vital.
– Normalização do equilíbrio do sistema nervoso autônomo.

Devido aos fenômenos da vasoconstrição e vasodilatação (dilatação e contração dos vasos sanguíneos arteriais), ocorre eliminação do material tóxico acumulado proveniente da alimentação moderna, principalmente com o uso da sauna e das duchas frias nos intervalos da mesma. Também ocorre a eliminação tóxica através do suor abundante que é comumente provocado pelos métodos da hidroterapia.

Outro efeito verificado é a renovação da energia vital. Pois, a água, principalmente quando natural e pura, retira energias perniciosas do corpo e transfere vitalidade curativa.

O reequilíbrio térmico é um dos efeitos mais notáveis que se observa com o uso da água.

Segundo vários autores, a alimentação moderna, tóxica e industrializada (desvitalizada), usada em excesso, produz acúmulos intestinais e dilatações digestivas que determinam retenções de resíduos. Com isso, aflui uma quantidade maior de sangue para o aparelho digestivo fazendo que surja, assim, roubo de calor para essa região. O acúmulo de alimentos e resíduos nos intestinos, a fermentação e a constante putrefação interna são abundantes e excessivas. O calor acumula-se então nas vísceras e a assimilação de toxinas é maior.

O método hidroterápico, auxiliado por uma dieta apropriada, é uma das mais importantes armas de que hoje dispõe a medicina natural para tratar e prevenir a maioria das doenças que conhecemos, principalmente as infecções e os tumores, resultantes da diminuição da resistência e da degeneração biológica comum nos dias atuais.

Também é conhecido o efeito de relaxamento e tranquilizarão da hidroterapia, principalmente quanto às saunas, os banhos de assento, etc. Daí a sua indicação nos problemas psíquicos e mentais.

No que se refere ao estresse, é uma das mais valiosas formas de reequilíbrio. O sistema nervoso autônomo (simpático e parassimpático) é beneficiado pelo processo, que se constitui, assim, num poderoso antidistônico, pois o desequilíbrio entre os dois sistemas antagônicos e complementares é refeito eficazmente.

GEOTERAPIA

A geoterapia é o sistema de tratamento através da terra comum, sendo o mais comum a argila, nas suas mais variadas formas. A utilização da argila (ou barro) no combate às doenças é também um dos recursos mais antigos e tradicionais da humanidade. Seu poderoso efeito deve-se à capacidade da terra reter energia proveniente da luz solar em seus cristais. A argila é capaz de retirar do organismo as energias perniciosas e de transferir energia vital para as áreas afetadas. Além disso, conhece-se o seu efeito de produzir o almejado reequilíbrio térmico do organismo. Pois, segundo as leis da hidroterapia, as doenças originam-se a partir da má distribuição do calor no organismo.

Existem tratados antigos ensinando o uso da argila na cura de numerosas doenças, entre elas os tumores, o reumatismo, a gota, a pressão alta, as inflamações localizadas, as dores dos mais variados tipos e muitas doenças da pele.

A argila a ser usada é aquela bem úmida que é utilizada para modelagens, telhas, tijolos, etc. É necessário que seja retirada de um local não poluído, e sua consistência deve ser sólida, úmida, moldável e "gordurosa," capaz de formar liga e umedecer as mãos.

As melhores indicações para a compressa de argila são: tumores malignos, infecções localizadas (amidalites, apendicites, pneumonias, otites), dores de cabeça, reumatismos, artrites, febres infantis (testa e abdome), diarréias crônicas e muitas outras.

Não é aconselhado o uso em feridas abertas e o uso via oral, como é feito na naturopatia clássica, por não existir um aprofundamento científico desta variante e devido aos seus prováveis riscos.

ACUPUNTURA

Como parte do sistema terapêutico e diagnóstico da medicina oriental, a acupuntura é um método milenar de tratamento através das agulhas.

De acordo com a tradição, o empirismo, a dialética e a experiência dos chineses, existem no corpo vários canais especiais invisíveis e impalpáveis que passam sob a pele, carreando um tipo especial de energia que, depois de captada por receptores também especiais, é levada por esses canais a todas as partes do corpo, vitalizando-o e tornando possível a vida, que não existiria sem tal energia, que é chamada ki pelos japoneses e ch'i pelos chineses. Os canais aqui citados são chamados "meridianos," que, à maneira dos nervos e vasos do corpo, ramificam-se em meridianos menores.

Existem 14 meridianos principais no corpo humano. Os 12 primeiros meridianos são pares e bilaterais; os 2 últimos são ímpares e centrais. Esses meridianos possuem pontos especiais ao longo de sua trajetória, e é através de tais pontos que o acupunturista faz o diagnóstico e introduz as agulhas. O tratamento pela acupuntura consiste em fazer fluir de forma harmônica e equilibrada a energia que pode estar estagnada ou em excesso nesses pontos.

Na China, uma infinidade de doenças são tratadas por meio desse processo.

Têm surgido descobertas científicas que tendem a comprovar aquilo que os orientais já conhecem há muitos séculos; ou seja, a existência de certos "pontos" e "canais" do nosso corpo.

Para se conhecer e praticar a acupuntura, é necessário um estudo apurado de suas bases, seus efeitos, seus métodos e seus processos.

Para a execução do tratamento acupuntural, é necessário o concurso de um profissional competente ou um orientador experimentado.

A acupuntura divide-se também em vários ramos, sendo os principais: a Acupuntura propriamente dita, que trata por meio de agulhas; a moxabastão, que trata por meio de moxas, ou materiais incandescentes, feitos com uma erva especial; o shiatsu, ou sistema de massagens em pontos específicos através de um aplicador; o do-in, ou automassagens nos pontos acupunturais. Todos esses ramos baseiam-se na mesma doutrina – a medicina chinesa.

AURICULOACUPUNTURA

A auriculoacupuntura consiste num sistema acupuntural aplicado de forma limitada ao pavilhão auricular. Representa uma técnica à parte da acupuntura clássica que age em nível corporal geral, seguindo técnica apropriada e exigindo larga experiência do aplicador.

A aplicação de agulhas apenas na orelha é a prática dos desconhecidos "médicos pés-descalços" na China e tem sido de grande utilidade nas ações de saúde deste país.

Não é necessário possuir profundos conhecimentos para a execução, o que permite que pessoas de menos preparo a pratiquem. Tanto a técnica de aplicação quanto a sua teoria básica são de fácil acesso, sem a exigência de muita capacidade diagnóstica, como é o caso da necessidade de conhecer a pulsologia, ou diagnóstico pelo pulso do paciente.

O pavilhão auricular é um dos chamados microssistemas holísticos,[8] pelo fato de conter pontos que representam diversas áreas e órgãos.

SHIATSU

O shiatsu é um método de massagem nos pontos acupunturais que exige o concurso de um aplicador.

Existem dois tipos de tratamento: o específico – de aplicações diretamente sobre os pontos; e o inespecífico, ou auxiliar – que trata-se de um sistema de massagens gerais especiais. Ambos podem ser aprendidos facilmente e não precisam muito conhecimento da acupuntura.

O shiatsu consiste em pressionar determinados pontos chamados tsubos que formam linhas ou canais (meridianos) de energia pelo corpo (método similar ao da acupuntura).

Shiatsu literalmente significa pressão com os dedos: "shi" significa dedos e "atsu" significa pressão ou contato.

O shiatsu tem a finalidade de equilibrar e restabelecer o fluxo da energia vital (Ki) nos meridianos.

Na medicina oriental, a doença é uma estagnação do Ki, um bloqueio no fluxo do Ki, um desequilíbrio na energia da pessoa e uma das formas para restabelecer o fluxo do Ki, é através do shiatsu. Pressionando os pontos do meridiano, o órgão irá produzir mais Ki para circular na área com energia estagnada ou com dor.

O shiatsu é reconhecido pelo Ministério da Saúde do Japão como "uma forma de manipulação que visa corrigir o mau funcionamento interno, promover e manter a saúde e tratar de doenças específicas."

DO-IN

Como a acupuntura, o shiatsu e a moxabastão, o do-in é um método terapêutico de estimulação de pontos estratégicos localizados na pele e diretamente relacionados ao funcionamento do organismo.

Sistema de massagem oriental, diferencia-se do shiatsu (praticado por massagista especializado), por ser uma técnica essencialmente simples de massagem que, além do conhecimento prévio da localização dos pontos de tratamento, exige apenas a disposição de se estabelecer um diálogo táctil com o próprio organismo.

Apesar da simplicidade, a prática do do-in demonstra resultados altamente benéficos na preservação e no tratamento de uma variedade de distúrbios, especialmente aqueles relacionados com disfunções orgânicas e suas manifestações.

A estimulação dos pontos através de pressão, fricções e massagens atua no fluxo energético do corpo (a energia responsável pelo funcionamento do organismo), intensificando a força vital pelas disfunções orgânicas.

Há no do-in duas modalidades distintas de tratamento: o preventivo – exercícios constituídos de massagens, fricções, estalamentos de juntas e outros movimentos conjugados a exercícios respiratórios, os quais devem ser praticados diariamente para reequilibrar o organismo, estimular o metabolismo e auxiliar o funcionamento dos órgãos em geral; e o sintomático – a estimulação isolada de um ou mais pontos para o alívio imediato de dores e outras manifestações agudas.

A prática do do-in torna-se desaconselhável em ocasiões excepcionais, tais como: o tratamento local em áreas onde existam contusões, inflamações, erupções ou varizes, a massagem abdominal durante a gravidez, a prática de exercícios gerais em estado febril ou após refeição pesada.

MEDICINA POPULAR

Contrariamente ao que julgam, a maioria dos médicos menos informados, a medicina popular, ou a medicina indígena, não é uma prática de ignorantes ou analfabetos que se aventuram em aplicar remédios. Ela representa e é a expressão de uma sabedoria milenar, registrada no inconsciente coletivo de um povo, nação ou região.

A própria Organização Mundial de Saúde (OMS) recomenda a valorização e a utilização dos recursos medicinais regionais, principalmente a medicina natural, devido ao seu caráter preventivo, simples, barato e sem efeitos colaterais, com os quais o povo se identifica.

As raízes culturais de um povo estão manifestadas nos seus curandeiros autênticos, nos raizeiros, nas rezadeiras, nas parteiras, que funcionam numa comunidade como verdadeiros agentes primários de saúde.

Se hoje as doenças tropicais, as doenças infectocontagiosas e degenerativas infestam também as regiões agrestes e rurais, isto se deve muito mais à expansão da mentalidade farmacológica e analítica da medicina do que à incapacidade dos curandeiros em administrar a situação de saúde das comunidades onde vivem.

Em termos de comparação, contudo, a qualidade de vida é bem melhor nas pequenas cidades, vilas e lugarejos, do que nos grandes centros e megalópoles do mundo, estas assistidas pela medicina mais sofisticada e de vanguarda.

Os pajés, curandeiros, parteiras e demais elementos sagrados de uma comunidade, quando comparados ao médico comum, parecem ter muito mais a ensinar do que a aprender, uma vez que dispõem da magia da conexão intuitiva com

as leis e os mais essenciais princípios da
natureza.

MUSICOTERAPIA

A musicoterapia é hoje uma técnica terapêutica muito difundida, aplicada pela medicina no mundo inteiro. Ela tem suas raízes na sabedoria milenar e as suas origens se perdem no tempo.

Existem muitas referências e escritos relacionados à aplicação da música e dos sons na medicina.

No Egito, foi descoberto um papiro de aproximadamente 4.500 anos que revela a aplicação de um sistema especial de sons e músicas vocais e instrumentais para o tratamento de diversos problemas mentais, emocionais e espirituais, incluindo alguns de origem física ou orgânica.

A mitologia grega é particularmente rica em informações sobre técnicas terapêuticas musicais. Asclépios[9] (Esculápio, para os romanos), o deus da medicina, é conhecido na mitologia grega pela sua particularidade de tratar os seus doentes fazendo-os ouvir cânticos mágicos.

Os gregos antigos chegaram a desenvolver um sistema bem organizado de musicoterapia, baseado na influência de certos sons, ritmos e melodias sobre a mente e o corpo humanos.

Platão afirmava que *"a música é o remédio da alma"*.

Mas, bem anteriormente aos gregos e egípcios, provavelmente os médicos da antiga Índia tenham sido os maiores conhecedores das técnicas musicais curativas. A antiga medicina hindu (a medicina ayurvédica) dispõe até hoje de sons instrumentais, de cânticos e de mantras capazes de ativar e de equilibrar os centros de força psíquica (chakras) do homem, promovendo a recuperação do organismo, mesmo diante de problemas sérios.

Um dos ramos da literatura védica reúne técnicas de musicoterapia baseada em ragas,[10] ou melodias improvisadas capazes de produzir resultados surpreendentes. Segundo estudiosos do assunto, esse tipo de música agrupa as vibrações fundamentais que pulsam na natureza a cada momento. Desse modo, há ragas específicas que devem ser ouvidas em determinadas horas devido à sua influência cósmica naquele instante.

A música e o som dos instrumentos musicais sempre influenciaram o homem, inspirando sentimentos dos mais variados tipos. É inegável, por exemplo, os efeitos nos seres humanos provocados pelo canto dos pássaros, pelo trovão, pela chuva caindo num dia frio, pela música de uma flauta... Estes efeitos inexplicáveis são hoje utilizados pela musicoterapia no sentido de produzir tranquilidade, equilíbrio, bem-estar, recuperação do estresse moderno e no tratamento de diversas doenças, principalmente psicossomáticas.

De uma maneira geral, sabe-se que a música produz efeitos variados, dependendo das suas características. Por exemplo: a música agitada produz ansiedade. A música desarmônica estimula as emoções negativas, como o medo, a cólera, etc. Já a música mais leve, suave e melodiosa acalma e ajuda a pensar, além de facilitar a digestão, regular a pressão sangüínea e equilibrar o metabolismo. A música rítmica, como o jazz, o samba e o rock leve e embalado, produz agitação e dispersão mental, alterando a concentração.

É sabido também que a música marcial combate o medo. É até hoje utilizada para estimular soldados para a batalha e para produzir o senso de patriotismo. Também são conhecidos os efeitos das valsas, das polcas e das mazurcas no combate à preguiça. São conhecidos ainda os efeitos psíquicos de alguns instrumentos como a harpa, que combate a irritação nervosa; o violino, contra a insegurança; o piano contra a depressão e a ansiedade.

Devido a estas características, a musicoterapia tem indicação quase exclusiva para casos psíquicos, psicomentais e mentais, distúrbios afetivos, traumas emocionais, experiências negativas introjetadas, conflitos internos e similares. Mas, há várias indicações musicoterapêuticas para problemas físicos.

Curiosamente, desde a antiguidade, o som da flauta doce é famoso pelo seu efeito analgésico no tratamento da fase aguda da dor ciática.

Nos Estados Unidos, a musicoterapia tem sido aplicada em diversas clínicas comuns no tratamento de problemas tido pela medicina comum como males "orgânicos," como a colite nervosa e as crises de asma.

Há relatos de aplicação de musicoterapia, através das músicas clássicas, para o tratamento de neuroses de guerra e depressão.

A musicoterapia em bases holísticas é uma modalidade de tratamento que vem se expandindo nos últimos tempos.

Hoje, numerosos grupos de terapeutas, médicos, psicólogos e estudiosos aplicam sons e músicas para combater problemas de saúde.

A MEDICINA BIOLÓGICA E OS "REMÉDIOS DA ALMA"

Medicina biológica é uma linha de pensamento médico resultante da associação entre o conhecimento científico, o avanço tecnológico e o pensamento dialético da medicina natural. Com isto, surgiram novos remédios naturais capazes de restabelecer a harmonia perdida e o equilíbrio biológico, tão necessários à manutenção da saúde.

Pode-se considerar que a medicina biológica se dedica ao estudo e à elaboração de produtos naturais avançados, cientificamente avaliados e aplicados.

Também chamada de "medicina ecológica," esta busca a restauração da qualidade de vida biológica do planeta, através da recuperação da "ecologia" interior do homem e da sua harmonização com "ecologia" exterior. Ela é desenvolvida hoje apenas por cientistas especiais que estudam e elaboram em seus laboratórios produtos terapêuticos notáveis como a clorela, o esqualene, a geléia real concentrada, o leici, o gymnema, o mannan e outros, que caracterizam uma medicina diferente e mais inteligente.

A medicina biológica, como importante parte da medicina holística, pode ser entendida como resultante de um novo estado de consciência médica, que busca a harmonia do homem com as leis naturais.

Os produtos da medicina biológica, como a clorela e o esqualene, não apresentam efeitos colaterais, reações adversas, não geram doenças iatrogênicas (produzidas pelo tratamento) e operam no sentido de eliminar as toxinas do organismo, de vitalizá-lo, de fortalecer as funções bio-químicas e metabólicas, de nutrir o ambiente intracelular, de reduzir os radicais livres agressivos, de reequilibrar e proteger o corpo humano contra as doenças e de restabelecer a harmonia perdida.

FLORAIS

Florais, ou medicina floral, é o sistema terapêutico baseado na aplicação do poder sutil de diversas flores para corrigir desequilíbrios físicos ou psíquicos.

Sabe-se hoje que tal efeito é possível graças à capacidade das essências das flores de penetrar profundamente no delicado terreno vital do corpo humano e de interagir nas áreas anômalas, levando a elas um poderoso substrato energético carregado de cargas vibratórias de alta frequência. Esse processo terapêutico é realizado através das essências florais, principalmente por meio da terapia pela ingestão oral de remédios florais.

Os profissionais que se dedicam a esse tipo de tratamento (hoje, difundido pelo mundo inteiro), em sua grande maioria consideram que as essências florais não agem de modo "direto" sobre a doença, seja ela física ou não, mas indiretamente, primeiramente nos sutis terrenos bioenergéticos. Estas áreas onde agem estes remédios são as formas etéricas da energia cósmica condensada no ser humano e são responsáveis por toda a forma e condição do corpo físico.

Diz-se, muito apropriadamente, que qualquer doença, antes de se apresentar no campo orgânico, já existia no campo energético vital, sob a forma de uma turbulência, que a princípio é derivada de um excesso ou de uma carência de modalidade típica de energia num determinado setor da rede vital.

Quando se utiliza uma droga para um tratamento direto qualquer, atinge-se apenas os efeitos periféricos do problema, permanecendo intacta (e às vezes piorada) a entidade mórbida que gerou os sinais e/ou os sintomas dos quais o paciente se queixa.

O tratamento indireto, não apenas através das terapias florais, mas também pela Homeopatia, pela Acupuntura e pelas demais terapias ditas vitalistas, caracteriza-se pela estimulação da capacidade de cura do próprio organismo, por meio da ação lenta e constante de compostos curativos naturais e pela restauração da distribuição energética ideal.

Edward Bach, médico inglês, foi um dos estudiosos que mais se dedicou ao conhecimento das essências florais, e a ele se deve o ressurgimento em maior escala das terapias florais, sendo que a mais importante (hoje, difundida no mundo inteiro) recebe o nome do seu autor, os "Florais de Bach".

Como não gostava de ministrar remédios comuns, Bach teve a intuição que existiriam na natureza vários remédios vibracionalmente semelhantes, os quais podiam duplicar os efeitos dos remédios homeopáticos. A partir daí, ele começou a procurar agentes naturais que tivessem a capacidade de tratar, não a doença já estabelecida, mas seus precursores emocionais. Esses agentes foram encontrados nas essências de determinadas flores, que Bach classificou em 38 essências.

Bach observou que as doenças são causadas pela desarmonia entre a personalidade física e o eu superior, o que se reflete em determinados tipos de peculiaridades e atitudes presentes no indivíduo. Essa desarmonia física e o seu superior foi por ele considerada mais importante do que a doença manifesta.

Bach foi um dos famosos médicos que perceberam a ligação doença-personalidade como provocada por padrões energéticos disfuncionais nos corpos sutis.

Ele entendeu que as energias vibracionais sutis das essências florais poderiam contribuir para restaurar os padrões emocionais de disfunção.

O indivíduo poderia gozar de mais harmonia interior através do aumento no alinhamento da personalidade física com as energias do seu superior, o que redundaria em maior paz de espírito e expressão de alegria.

Através da correção desses fatores emocionais, os pacientes seriam ajudados a aumentar a vitalidade física e mental, o que contribuiria para a cura de qualquer doença física.

Ele percebeu também o relacionamento energético entre a mente e as qualidades magnéticas dos corpos sutis superiores, e que as faculdades mentais e emocionais que se manifestam através do cérebro e do sistema nervoso físico são produtos dos inputs energéticos provenientes dos corpos etérico, astral e mental. Graças à capacidade das essências florais atuarem energeticamente sobre esses corpos superiores, seus efeitos acabam atingindo a estrutura física mais densa.

Bach descobriu também a ligação entre o estresse e as doenças, várias décadas antes que a maioria dos médicos contemporâneos começassem a se dedicar a essa questão. Mas, diferentemente da tendência da medicina analítica, ele não procurou meios para "abafar" os sintomas das doenças, mas recursos simples e naturais para fazer com que as pessoas retornassem a um nível de equilíbrio harmônico. Foi essa busca na natureza que acabou levando Bach a descobrir as propriedades curativas das essências florais.

Os remédios florais de Bach foram usados para tratar não apenas as reações emocionais às doenças, como também os temperamentos que favorecem o eventual surgimento de patologias celulares no corpo.

Os remédios florais e suas indicações

Rock Rose

Indicado nos casos de emergência para os quais parece não haver nenhuma esperança. Medo extremo, terror, pânico (síndrome).

Favorece a firmeza da mente, a coragem e a cordialidade. Acalma a mente, revigora o físico, favorece a tomada de iniciativas e o entusiasmo.

Prepara reações benéficas contra o medo, pânico, pavor, desgraças imaginárias, desamparo.

Socialmente, favorece a estima dos amigos, o socorro atuante. Prepara a mente para a fé e a esperança. Estimula a coragem heróica. Favorece o desprendimento de si próprio.

Mimulus

Indicado nos casos de medo e de temores de coisas desconhecidas, de doenças, dor, escuro, pobreza.

Também é indicado para acanhamento e timidez. Favorece a calma, ajuda a superar as dificuldades.

É energético do ânimo, esperança e realizações. Evita pânico, medo, ansiedade, desânimo.

Estimula a confiança nos amigos, o desejo de progredir física e moralmente, e a coragem de enfrentar todas as situações sem medo.

Cherry Plum

Indicado nos casos de pessoas em colapso com relação ao controle mental e com medo de perder o controle e prejudicar alguém ou a sim mesmo.

Favorece o despertar da lealdade, confiança no futuro. Auxilia nos momentos de pavor, medo, incertezas, dúvidas.

Propicia calma, confiança, estabilidade, segurança pessoal, e também coragem tranquila com quietude e controle em situação de extrema pressão mental.

Aspen

Indicado nos casos de medo vago e indefinido ou de origem desconhecida, ansiedade, apreensão, maus pressentimentos.

Favorece o fortalecimento do domínio próprio, para otimismo e esperança. É indicado como calmantes nas ansiedades, no medo noturno, no medo da solidão.

Levanta o astral, condiciona a autoconfiança, propicia bem-estar, alegria e fé em relação às aventuras e experiências.

Aconselha-se evitar: excitações, álcool e excesso de sol – durante o tratamento.

Red Chestnut

Indicado nos casos de preocupação exagerada em relação aos outros, principalmente com pessoas queridas.

Favorece o restabelecimento dos laços de amizade e amor ao próximo.

Fortalece a mente, permitindo um controle esclarecido e de confiança própria.

Acalma, afasta as previsões negativas, medo, ansiedades, imaginação descontrolada, estresse.
Propicia confiança na vida.

Cerato

Indicado nos casos de falta de confiança no próprio juízo, buscando constantemente conselhos nos outros; dúvida quanto ao próprio julgamento.

Favorece o despertar da intuição e do raciocínio. Transmite força, energia, confiança, tranquilidade.

Afasta inibição, insegurança, dúvidas, desequilíbrio mental.

Scleranthus

Favorece o equilíbrio mental, a atividade física, o intelecto. Ativa as decisões, o interesse social, a comunicação, a dedicação.

Evita o enfraquecimento da vontade, a depressão, a dependência, angústias, hesitações e o medo imaginário.

Propicia calma, autodeterminação, equilíbrio e rapidez nas decisões e ações.

Gentian

Indicado nos casos de desânimo, falta de coragem e fé, dúvida de si mesmo, depressão de causa conhecida e sentimento de desalento.

Favorece a autoconfiança e a esperança na atividade. É estimulante nos reveses, no desânimo e na depressão.

Como estimulante, fortifica, ativa a vontade, predispõe à esperança, à coragem, ao otimismo e à perseverança.

Gorse

Indicado nos casos de desespero extremo, pessimismo, derrotismo e desesperança.

Favorece a ativação da mente contra o desânimo, o desespero, a melancolia e frustrações.

Acalma; favorece o bem-estar.

Propicia atividade, a confiança, a fé e a esperança diante das dificuldades.

Hornbeam

Indicado nos casos de procrastinação, sem ânimo para suportar o cotidiano; com a sensação de segunda-feira de manhã; cansaço físico e mental.

Para indivíduos cansados e desinteressados por suas tarefas, mas que a cumprem perfeitamente.

Favorece como restaurador nas fases de fadiga física e mental, cansaço e desânimo.

Ativa a mente para novas responsabilidades; segurança nas próprias habilidades; força para enfrentar qualquer tarefa; vitalidade e determinação.

Wild Oat

Indicado nos casos de incerteza e insatisfação na escolha de uma vocação ou de um caminho, sem saber a direção da vida.

Favorece o fortalecimento da mente, favorecendo a firmeza nas decisões, sucesso nas determinações.

Combate o medo, incertezas e frustrações. Ajuda nas soluções práticas e na auto-realização.

Clematis

Indicado nos casos de indivíduos sonhadores, que vivem sonhando com o futuro; indolência e desinteresse; apatia, desatenção; escapismo.

Favorece a calma. Ajuda na neutralização do egoísmo, da ganância e da inveja. Favorece a inteligência e o equilíbrio mental, o interesse vivo em tudo, a inspiração e os "pés no chão."

Honeysuckle

Indicado nos casos de nostalgia, às pessoas que vivem presas às lembranças do passado, dos bons tempos.

Favorece a ativação do cérebro e a memória para uma atividade atualizada, evitando um rememorar saudosista, nostálgico, triste. Favorece a integração do homem ao seu meio de trabalho. Desperta interesse e vivência sadia. Estabelece ambiente construtivo.

Propicia novos vínculos e a capacidade de lembrar do passado, mas com a consciência de viver o presente em sua plenitude.

Wild Rose

Indicado nos casos de conformismo e resignação; aos indivíduos que não se esforçam por melhorar, nem lutam por nada; apáticos, sem ambição.

Favorece agindo como estimulante para combater a apatia, a resignação doentia, a falta de combatividade, a frustração e o desinteresse pela vida.

Desperta energia vital, curiosidade, esperança, e combatividade na defesa dos interesses.

Desperta a amizade, a dedicação, o amor, o espírito de alegria, de aventura, o vivo interesse nas coisas e a capacidade de gozar a vida.

Heather

Indicado nos casos de egoísmo; às pessoas obsessivas com seus deveres e experiências, constantemente relatando-as aos outros; que não suportam a solidão; centradas em si mesmas; tagarelas.

Favorece a paz da mente, equilíbrio, perspectivas de esperança, integração social e expansão mental.

Acalma e ajuda na integração e convívio e na neutralização do egoísmo e do egocentrismo.

Desperta a atividade fraternal de colaboração.

Agrimony

Indicado nos casos onde o indivíduo esconde uma tortura interna atrás de uma fachada de alegria; não assume seus sentimentos.

Favorece o equilíbrio da mente no combate ao álcool e às drogas.

Minimiza receios, vícios, defeitos, fortalecendo a esperança de resultados felizes.

Propicia o fortalecimento da vontade e a expansão da alegria.

Acalma, propicia jovialidade, paz, autenticidade, otimismo e senso de humor.

Centaury

Indicado nos casos de debilidade nas resoluções. Favorece a fortalecer a mente e a autodeterminação.

É atuante. Seu uso combate a apatia, a inércia e o desinteresse.

Propicia a atividade e a defesa dos interesses próprios.

Esclarece a mente e conscientiza os valores individuais. Mantém a individualidade. Favorece a autoestima.

Walnut

Indicado nos casos de necessidade de se ajustar em períodos de transição ou mudança, como: puberdade, menopausa e divórcio.

Favorece a mente, propiciando indulgência, calma, abnegação e gentileza.

Esclarece e neutraliza as tendências dominadoras, ambiciosas, dureza no comando.

Favorece a firmeza de vontade, renegando atitudes suspeitas ou erradas; clareza no proceder; constância e determinação.

Holly

Indicado nos casos de desprovimento de amor pelo semelhante, inveja, ciúme, raiva e receios.
Favorece a calma.
Propicia confiança, evitando ódios, ciúme e inveja.

Larch

Indicado nos casos de falta de confiança, antecipação e medo do fracasso; sentimento de inferioridade.
Favorece o fortalecimento mental.
Estimula a audácia e a autoconfiança.

Revigora a confiança nas realizações, a perseverança e a disposição em se lançar em projetos. Fortalece a fé na própria habilidade e a autoestima.

Pine

Indicado nos casos de culpa e auto-reprovação.

Favorece o fortalecimento da mente.

Dá ânimo para atividades e realizações.

Favorece o renovar e a esperança.

Afasta o desalento, a autocondenação, o medo, o terror da culpa inexistente, o pessimismo e o negativismo.

Restabelece a esperança e a paz.

Elm

Indicado nos casos de sentimentos temporários de incapacidade e impotência.

Favorece a evitar o pânico, o desespero e a depressão.

Acalma, dá segurança, confiança e raciocínio claro. Estimula a responsabilidade e a colaboração.

Sweet Chestnut

Indicado nos casos de angústia extrema, desolação, sentimento de ter chegado ao limite da resistência.

Favorece o ânimo nas depressões e desesperos.

Restabelece o equilíbrio físico para novas esperanças.

Dá alívio e permite soluções amistosas.

É indicado como estimulante. Equilibra a mente.

Propicia esperança. Permite estados de liberação e de realizações.

Star of Bethlehem

Indicada para os efeitos de perda ou choque físico, mental ou emocional e seus efeitos posteriores.

Favorece contra traumas, choques físicos ou emocionais, tristezas e emoções negativas. Neutraliza o medo e a depressão.

Propicia a vitalidade mental e a autodeterminação.

Willow

Indicado nos casos de ressentimento, rancor e amargura.

Favorece o despertar da responsabilidade.

Propicia força, calma, reflexão, pensamentos positivos e fé num futuro de realizações.

Restabelece equilíbrio mental. Evita ressentimentos, amarguras, ódios e raiva.

Oak

Indicado nos casos onde a pessoa se sente normalmente forte e corajosa, e que não se rende à doença ou à adversidade.

Fortalece a confiança e a esperança, e também a mente contra a melancolia, a tristeza e a depressão.

Desperta perspectivas de interesse, atividade e coragem.

Reforça a mente, a resistência e a aceitação de limites.

Crab Apple

Indicado nos casos onde a pessoa sente-se suja na mente e no corpo, autocondenação, vergonha de si mesma e desgosto.

Favorece o despertar do idealismo e o perfeccionismo.

Melhora a autoestima e a auto-satisfação.

Chicory

Indicado nos casos de possessividade ao extremo, superproteção e egoísmo.

Favorece a bondade. Equilibra o emocional.

Evita o egoísmo e a centralização de atenção.

Auxilia a alegria e a comunicação social.

Vervain

Indicado nos casos de excesso de entusiasmo e euforia.

Favorece o sistema nervoso. Anima das depressões. Combate a ansiedade, o estresse e perturbações nos sonhos noturnos.

Propicia interesse. Afasta preocupações sistemáticas com horários e compromissos imaginários irrealizáveis.

Equilibra as energias. Esclarece a mente. Favorece a autodisciplina e a independência.
Dá calma e tranquilidade.

Vine

Indicada para pessoas dominantes, inflexíveis, ambiciosas, sádicas, arrogantes, onipotentes, de caráter forte.
Favorece a bondade e a compreensão.
Propicia raciocínios corretos, seguros.
Combate o cansaço; dá vitalidade e alegria de movimento.

Beech

Indicado nos casos de rigidez de pensamento, intolerância e arrogância.

Favorece a calma. Propicia o equilíbrio da mente. Ajuda no bem-estar moral, na tolerância e na comunicação.

Rock Water

Indicado nos casos de rigidez moral, tensão e auto-repressão.

Favorece a tolerância, a espontaneidade e a capacidade de desfrutar as experiências da vida de forma tranquila e serena.

Rescue

Preparado com uma mistura de Rock Rose (para pânico e pavor), Star of Bethlehem (para choque), Cherry Plum (para desespero), Clematis (para a sensação de tontura, distanciamento e saída do corpo que normalmente antecede a perda de sentidos ou de consciência),

Impatiens (para o desgaste mental e a tensão). Para situações de emergência como acidentes, perdas familiares ou choques. O remédio floral Rescue impede a desintegração do sistema energético, ou o faz voltar logo ao normal. O Rescue é portanto, o remédio para todas as situações, porém, não substitui os cuidados médicos.

AROMATERAPIA

Considerada desde os tempos mais remotos como um dos ramos mais exóticos da medicina, a aromaterapia (que é mais uma arte do que uma ciência) baseia-se na aplicação dos perfumes como recursos terapêuticos para as mais variadas doenças, desequilíbrios e problemas que os seres humanos apresentem.

Atualmente, a aromaterapia clássica utiliza centenas de essências aromáticas, preparadas a partir das mais diversas plantas conhecidas. Há essências que são obtidas de várias partes das plantas, como cascas (canela), resinas (incenso, mirra), cerne (sândalo, cânfora), folhas (hortelã-pimenta), flores (rosa, jasmim, lótus), raízes (angélica, gengibre), frutos (laranja) e sementes (cardamomo).

As principais essências mais aplicadas pela aromaterapia moderna e a indicação da parte da planta de onde procedem são as seguintes:

Acácia	Angélica	Camomila
Cedro	Erva doce	Gálbano
Jasmim	Manjerona	Patchouli
Poejo	Segurelha	Verbena
Alcaravia	Anis	Canela
Cipreste	Erva cidreira	Gerânio
Laranja	Mil-em-rama	Perpétua
Rosa	Terebintina	Violeta
Alecrim	Bergamota	Cânfora
Chá (árvore do)	Hortelã-pimenta	Gengibre
Laranja (Neroli)	Noz-moscada	Pimenta preta
Salva	Toranja	Ylang - Ylang
Alfazema	Benjoim	Cardamomo
Coentro	Eucalipto	Hissopo
Limão	Mirra	Pinho
Sândalo	Tomilho	Zimbro
Âmbar	Cajaput	
Cravo	Incenso	
Manjericão	Pau-rosa	
Sassafrás	Tuia	

Existem também outras essências mais raras e que são utilizadas pela tradição ocultista ou iniciática para operar uma maior abertura espiritual ou de sentidos superiores. Estas pertencem a um grupo muito especial de aromas e sempre foram usadas particularmente com propósitos exotéricos em todo o oriente, principalmente pelos sufis, pelos monges tibetanos, nos monastérios sagrados da Pérsia, em toda a Arábia antiga, nos rituais de iniciação aos mistérios da Sagrada Doutrina da Babilônia, nos cultos mágicos a Elêusis e Dionísio na Grécia, nos templos-escola do antigo Egito e em muitos outros locais.

Sabe-se que os sacerdotes egípcios, que consideravam as essências das flores como os mais eficazes métodos de cura, preparavam remédios derivados de casca de árvores especiais e destilavam muitos tipos de flores para obterem essências e ingredientes para as suas poções aromáticas, que eram guardadas em segredo. Usando extratos de plantas, que tanto poderiam ser ingeridas como aspiradas, os altos sacerdotes atuavam também como terapeutas capazes de tratar desordens mentais e o nervosismo ou ansiedade aguda, casos para os quais eles desenvolveram técnicas incrivelmente sofisticadas.

Dessa antiga tradição, surgiu a prática do uso medicinal de preparados contendo componentes famosos como a mirra, a raíz da angélica, o incenso, o cedro, o sândalo, a alcaravia e outros.

Flores de vários tipos eram comumente transformadas em essências muito concentradas e adicionadas a vinhos, óleos ou substâncias diversas que eram bebidas, aplicadas ou queimadas durante rituais sagrados.

Aromas já foram usados nos estados de descontrole emocional desde os tempos em que eram usados incensos. Parte da popularidade mundial do incenso na cerimônia religiosa deve-se ao seu efeito relaxante sobre a mente.

Médicos da antiguidade defenderam o uso das essências aromáticas de algumas flores como remédio contra convulsões histéricas.

Ao contrário dos modernos tranqüilizantes e soníferos, como o diazepan e seus semelhantes, as essências voláteis dos óleos destilados das flores, como o aroma típico, produzem efeitos profundos resultantes da elevação espiritual que provocam na consciência. Mesmo mudando por alguns poucos segundos o foco de percepção do estado comum de vigília, o perfume é capaz de criar pequeníssimos pontos luminosos, ou vórtices microscópicos de energia (verdadeiros embriões de um novo estado de consciência) que vibram cada vez mais intensamente, a ponto de, pouco a pouco, interferir na trama psicomental e transformar sensivelmente os estados negativos da mente rotineira.

Sabe-se que mesmo pessoas embotadas espiritualmente têm sensações interessantes quando aspiram perfumes.

Na aromaterapia, as essências são usadas como agentes terapêuticos auxiliares no tratamento das doenças, principalmente aquelas oriundas de causas psicossomáticas, e como simples tranquilizantes, pois trabalham tanto em um nível orgânico como sutil.

Não existe uma técnica padronizada para o uso das essências aromáticas. Em geral, sabe-se que o simples contato com um aroma já produz alterações significativas. Diz-se que o próprio uso constante de um perfume no corpo, nas roupas ou nos ambientes, já é uma forma de aromaterapia.

É necessário que cada pessoa desenvolva a sua intuição e sensibilidade e use os aromas sensatamente.

Aconselha-se que se escolha uma essência apropriada para cada caso e que ela seja usada por um período de alguns dias, inalada várias vezes, estando a pessoa relaxada e mentalmente concentrada. O ideal é que antes se proceda um relaxamento profundo, num ambiente calmo e silencioso e, de preferência, que o tratamento seja acompanhado de uma música apropriada. A pessoa deve assim inalar o aroma profundamente, bastando somente aproximar o frasco do perfume numa ou noutra narina. É possível também aplicar uma ou duas gotas de essência nas costas de uma das mãos e inalar continuamente durante alguns minutos.

O tempo de exposição ao perfume e demais detalhes são elementos muito variáveis. Há clínicas de aromaterapia na Europa que utilizam pequenos vaporizadores contendo os aromas selecionados para um determinado tratamento. Um aroma, contudo, deve ser usado continuamente até que se obtenham resultados satisfatórios.

Em geral, a aromaterapia não exige o concurso de um profissional experiente, mas é aconselhável que se estude muito o assunto ou que se consiga um bom orientador ou mestre nesse campo antes de decidir submeter-se a um tratamento com aromas.

CROMOTERAPIA

É a técnica de tratamento por meio das cores. Acredita-se que a cromoterapia já fosse praticada pelos antigos sacerdotes médicos do Tibete e do Egito.

Hoje, é estudada cientificamente e aplicada nas clínicas e centros naturistas e de medicina ocultista.

Seus efeitos são explicados através de duas teorias básicas: a primeira, mais antiga, afirma que as cores produzem modificações no campo áurico humano e determinam alterações emocionais, funcionais e metabólicas. A segunda, e mais atual, afirma que o efeito da cromoterapia deve-se a fatores neuroendócrinos, pois a simples visualização das cores determina estímulos cerebrais nos centros sensoriais que, agindo no eixo hipotálamo-hipofisário, resultam em modificações no metabolismo através de uma complexa e sutil ação endócrina. Cada cor, por seu turno, tem um efeito diverso e agem em funções e órgãos diferentes.

As recentes análise e pesquisas científicas comprovaram a ação dessas duas teorias.

A técnica consiste mais comumente na projeção de fachos de luzes coloridas sobre o corpo inteiro. Também podem ser usados vidros coloridos sob a luz solar sobre a pessoa a ser tratada. Sabe-se, porém, que mesmo as roupas com suas cores influenciam o organismo. Isto realça a importância da seleção da cor das roupas a serem usadas, das paredes da casa, dos ambientes, etc.

Na prática da cromoterapia onde se utilizam fachos luminosos, as cores são escolhidas e aplicadas segundo um critério apropriado. Podem ser usadas uma ou mais cores numa sessão para cada projeção. Aconselha-se a utilização de luz colorida com a cor indicada e o uso de trajes da mesma cor. O tempo de exposição luminosa é de cerca de vinte minutos diários, e o uso das roupas é indeterminado, podendo ser constante.

As sete cores primárias, a correlação com os sete chakras, indicações e contra-indicações

1. Vermelho   Chakra Básico
2. Laranja   Chakra Sacro
3. Amarelo   Chakra Umbilical
4. Verde   Chakra Cardíaco
5. Azul   Chakra Laríngeo
6. Índigo   Chakra Frontal
7. Violeta   Chakra Coronário

Vermelho

Estimula e excita os nervos e o sangue. Promove a liberação da adrenalina e estimula os nervos sensoriais. Ativa a circulação sanguínea, excita os nervos cérebro-espinhais e o sistema nervoso simpático. Revitaliza o corpo físico, mas, por ser tão poderosamente estimulante, deve ser usado com cautela.

O vermelho é contra-indicado em todas as inflamações e em muitos casos de perturbações emocionais.

Nunca se deve fazer um tratamento exclusivamente com vermelho. É preciso complementá-lo com uma radiação verde ou azul.

Laranja

Tem efeito antiespasmódico. Bom no tratamento das cãibras musculares e nos espasmos.

O laranja auxilia o metabolismo do cálcio e fortalece os pulmões, pâncreas e baço. Acelera a pulsação, mas não eleva a pressão sanguínea. Fornece energia ao baço e ao pâncreas.

O laranja fortalece o corpo etérico, vivifica as emoções e cria um sentimento geral de bem-estar e disposição.

Sob o ponto de vista psicológico, a cor laranja é excelente para remover repressões e inibições, ajuda a ampliar a mente e torná-la receptiva a novas idéias, e quando corre algum tipo de retardo mental, auxilia poderosamente na elevação do nível mental. Por ampliar os limites mentais, aumenta a compreensão e a tolerância.

Amarelo

O amarelo ativa os músculos motores e gera energia nos músculos. Favorece a digestão, mas, se usada durante muito tempo, pode provocar diarréia porque estimula o fluxo da bile. O amarelo afasta os parasitas. Melhora a condição da pele e purifica o sangue. Ativa a linfa.

Sob o ponto de vista psicológico, o amarelo estimula o raciocínio lógico e os poderes de raciocinar. Melhora o autocontrole ao inspirar as faculdades mais elevadas.

O amarelo é uma cor que dá uma atitude harmoniosa em relação à vida, favorecendo o equilíbrio e o otimismo.

O amarelo é contra-indicado em casos de inflamação aguda, delírio, diarréia, febre, superexcitação e palpitações.

Verde

O verde é a cor média do espectro. O verde dilata os capilares e produz a sensação de calor. Alivia a tensão, mas usado em excesso, torna-se enfadonho. Estimula a glândula pituitária e é um reconstrutor dos tecidos e músculos. Libera e ao mesmo tempo regula o corpo etérico e recupera o corpo astral que tenha sofrido choque, fadiga, moléstia ou emoções negativas.

Em termos psicológicos, a cor verde dá um sentimento de renovação, de nova vida, de frescor e brilho, algo como um início de primavera.

Azul

Acelera o metabolismo. Promove crescimento e supuração. Cura queimaduras muito rapidamente.

A cor azul pode ser usada para aliviar diferentes dores como os problemas de garganta de todos os tipos, febres e moléstias infantis como sarampo, caxumba, inflamações, espasmos, ferroadas, comichões e dores de cabeça. É também útil para os casos de choque, insônia e dores periódicas.

Em termos psicológicos, o azul pode trazer quietude e paz mental, particularmente, após um estado de superexcitação. Pode ser tão poderosamente relaxante que requeira uma irradiação com vermelho ou laranja.

O azul é contra-indicado para resfriados, gota, hipertensão, contrações musculares, paralisia, reumatismo crônico e taquicardia.

Índigo

É refrigerante, adstringente e elétrico. Atua sobre as paratireóides. Quando a tireóide está sobrecarregada, deve-se tratar as paratireóides com índigo.

Purifica a corrente sanguínea e prepara os leucócitos no baço. Reduz ou mesmo estanca hemorragias. Sempre que hemorragia excessiva estiver presente, deve-se tratar com índigo.
Reduz o ritmo respiratório e tonifica os músculos.

Pode ser usado também no tratamento das afecções dos olhos, dos ouvidos e do nariz, e nas moléstias dos pulmões, asma e dispepsia.

Sob o ponto de vista psicológico, clareia e limpa as correntes psíquicas do corpo. Tem poderoso efeito em complicações mentais graves como obsessão e outras formas de psicose.

Purifica e estabiliza onde quer que temores e repressões tenham causado moléstias mentais graves.

Violeta

Purifica o sangue e promove a produção de leucócitos. O violeta mantém o balanço de potássio no corpo. Detém o crescimento de tumores.

É uma cor calmante nos casos de violenta insanidade. Controla a fome excessiva.

Pode ser usada no tratamento de todas as moléstias mentais e nervosas, e também no caso de reumatismo, concussão, tumores, meningite cérebro-espinhal e afecções dos rins e bexiga.

Sob o ponto de vista psicológico, esta cor tem um excelente efeito sobre todas as formas de neurose e manifestações neuróticas.

Pode ser usada na assistência do desenvolvimento das faculdades espiritual e intuitiva.

Combinações de tons usados no tratamento através cores

Limão

O limão é uma mistura de amarelo muito claro com verde muito claro.

Rejuvenesce o organismo e elimina as toxinas. É laxante, anticatarral e fortalece os ossos. É um estimulante cerebral e ativa o timo. É antiácido.

Púrpura

O púrpura e o escalarte são combinações de vermelho e azul.

O púrpura é composto por mais azul e menos vermelho. O escalarte tem mais vermelho e menos azul.

O púrpura tem propriedades analgésicas. Suprime a malária e estimula as veias.

Escalarte

O escalarte estimula os rins e os mecanismos sexuais.

Mangenta

É uma combinação de vermelho e violeta, energiza as adrenais e a ação do coração. É diurético. Em alguns casos, atua como estabilizador emocional.

Turquesa

Auxilia a formação da pele. Quando se trata uma queimadura com azul, pode ser de grande ajuda empregar o turquesa para apressar a formação do tecido epitelial.

É um depressor cerebral. Reduz a superatividade mental.

QUIROPRAXIA

É a técnica que regulariza a mobilidade articular, principalmente da coluna vertebral, através de movimentos especiais de flexão, pressão e estiramento forçado, dentro de um método baseado na evolução da ortopedia associada ao conhecimento holístico do corpo humano.

Trata-se de uma técnica que só deve ser aplicada por profissional muito experiente a fim de produzir resultados favoráveis e de evitar danos estruturais ao organismo.

A quiropraxia é uma profissão de atendimento primário. Nos países onde está regularizada, o paciente pode consultar-se com o quiropraxista diretamente, sem a necessidade de ser encaminhado por outro profissional na área da saúde. Cabe assim, ao quiropraxista examinar o paciente e verificar se ele tem um problema que deve ser tratado com quiropraxia ou necessita de um encaminhamento para outro profissional na área da saúde.

A quiropraxia trata principalmente de problemas neuro-músculos-esqueléticos, assim sendo alterações nas articulações, tendões, ligamentos, músculos, bursas, discos, etc. Os quiropraxistas também tratam problemas nos nervos, mas somente se estes estiverem sendo influenciadas por condições músculo-esqueléticas.

As terapias manuais são a principal meio de tratamento com quiropraxia, mas a manipulação articular ou ajustamento quiroprático é a principal forma de tratamento. Além disso, os quiropraxistas são habilitados a dar orientação sobre atividades, hábitos saudáveis e estilo de vida e orientação ergonômica.

Os quiropraxistas não prescrevem medicamentos nem realizam cirurgias ou outros procedimentos invasivos.

A definição de quiropraxia, proposta pela Federação Mundial de quiropraxia (WFC), é a seguinte:

"Profissão na área da saúde que se dedica ao diagnóstico, tratamento e prevenção de alterações mecânicas do sistema neuro-músculo-esquelético e os efeitos destas alterações sobre a saúde em geral. Há uma ênfase em terapias manuais, incluindo a manipulação ou ajustamento articular".

Ajustamento ou manipulação articular

O ajustamento é a principal manobra terapêutica utilizada por quiropraxistas, embora eles não sejam os únicos a utilizar esta técnica. Calcula-se que, nos Estados Unidos, 94% dos tratamentos são realizados por quiropraxistas. Dos 6% restantes, 4% são realizados por médicos e 2% por osteopatas. Entretanto, nas faculdades de quiropraxia as manobras específicas de manipulação articular são ensinadas com um nível de detalhe, profundidade e precisão como em nenhum outro ambiente acadêmico.

A definição precisa de ajustamento ou manipulação articular é:

"Movimentação passiva de uma articulação com alta velocidade e baixa amplitude, além da amplitude de movimento fisiológico e dentro da integridade anatômica".

Agora veremos o significado de cada uma destas sentenças:

Movimentação passiva de uma articulação: quem realiza o movimento é o quiropraxista, não há movimento ativo do paciente.

Com alta velocidade e baixa amplitude: o movimento necessariamente é muito rápido e curto (ou seja, evitado movimentos longos desnecessários). Realizando o movimento rápido é evitada a ativação da contração muscular que ocorre aproximadamente entre 50 a 100 milissegundos.

Além da amplitude de movimento fisiológico: isto significa que o movimento é realizado além do normal, ultrapassando a barreira elástica e atingindo uma nova amplitude de movimento – a barreira parafisiológica.

Dentro da integridade anatômica: o movimento necessita ser necessariamente curto, pois se for muito longo, além de adentrar na barreira parafisiológica pode haver uma distensão ou lesão dos tecidos articulares e periarticulares.

Os efeitos imediatos do ajustamento ou manipulação articular

Das várias pesquisas realizadas os efeitos imediatos da manipulação articular foi observado algumas alterações fisiológicas:

Normalização do tônus muscular: tônus muscular significa a intensidade de contração da musculatura. A intensidade tende a se normalizar. É comum observar que a musculatura ao logo da coluna fica menos contraída depois de realizado o ajustamento.

Aumento do limiar de dor: aumento da resistência do paciente a dor, ou seja, a dor do paciente é reduzida.

Aumento da amplitude de movimento: a articulação ajustada tem a possibilidade de mover mais do que previamente.

Liberação de endorfinas: há certa tendência de aumentos dos níveis de endorfina na circulação sangüínea. As endorfinas são substâncias liberadas pelo próprio organismo e possui propriedades de amenização da dor (analgésicas).

As condições clínicas que a quiropraxia pode tratar

Em princípio o tratamento com quiropraxia pode ser aplicado para quaisquer alterações ditas "funcionais" que afetam o sistema músculo-esquélético. É preciso certificar-se, que, entretanto, que não haja contra indicações para o tratamento quiroprático.

As condições ou alterações funcionais são mais bem definidas como biomecânicas do sistema músculo-esquelético. Por exemplo: pessoas com dores em diversas regiões do corpo humano, decorrentes do uso excessivo, uso repetitivo ou uso incorreto do corpo: lombalgias por má postura ou atividades como carregas pesos; dores nos braços decorrentes de atividades como uso prolongado no computador; dores no ombro decorrentes de esportes como tênis, etc.

As contra-indicações da manipulação articular

Lembrando, a quiropraxia não utiliza somente manobras articulares. Há várias técnicas diferentes que não necessariamente precisam enviar o impulso de manipulação. Os exemplos de contra-indicações estão listados abaixo.

Alterações neurológicas:
- Déficit neurológico progressivo.
- Síndrome da cauda equina.
- Mielopatia.
- Antecedentes de acidentes vasculares cerebrais (contra-indicado para manipulação da coluna cervical apenas).
- Sinais e sintomas sugestivos de insuficiência vértebro-basilar (contra-indicado para manipulação da coluna cervical apenas).

Alterações ósseas e articulares (contra-indicado para realização na região afetada):

- Lesões destrutivas (câncer ósseo, doença de paget).
- Fraturas e luxações agudas ou em consolidação.
- Fraturas patológicas por desmineralização óssea.
- Necrose avascular dos ossos.
- Osteomielite.
- Instabilidade articular.
- Artropatias inflamatórias em fase aguda.

Outros:
- Aneurisma da aorta.
- Paciente simula a dor.
- Doenças malignas.
- Doenças genéticas que acometem o músculo

MAGNETOTERAPIA

É a técnica na aplicação de ímãs e de aparelhos magnéticos especiais em várias partes do corpo, visando à regularização energética do organismo.

A magnetoterapia é baseada no fato de que o homem sofre hoje uma série de doenças devido às interferências que recebe no seu campo magnético natural. A causa é muito variada: desde veículos metálicos, casas de concreto com armações de ferro, os ângulos excessivos nas construções que acabam por alterar a distribuição natural da energia telúrico-magnética. Além disso, o uso de calçados de borracha, a vida em apartamentos, os hábitos sedentários, o excesso de ondas de rádio, televisão e eletrodomésticos também causam desequilíbrios magnéticos e distanciamento do homem em relação às energias primordiais da natureza.

TALASSOTERAPIA

É a técnica de tratamento através da aplicação do sal marinho, da água do mar, dos minerais contidos no mar e de recursos similares. Pode ser tanto externa como interna. Externamente, são feitas aplicações de compressas de sal aquecidas, banhos de água do mar aquecida ou ao natural, etc. Internamente, aplicam-se soluções salinas especiais compostas por elementos da água do mar (magnésio, sódio, carbonatos, etc.) e por organismos marinhos como o krill por exemplo.

A talassoterapia baseia-se na teoria de que a vida iniciou-se no mar e que os seres humanos dependem basicamente do equilíbrio mineral no seu plasma, cuja composição hoje é semelhante à composição da água do mar há milhões de anos.

As compressas de sal quente são particularmente úteis contra dores de cabeça e cólicas de todos os tipos (a teoria da talassoterapia explica que esse efeito deve-se às vibrações dos cristais do sal puro, capazes de ajustar a energia orgânica alterada).

CRISTALOTERAPIA
(Terapia dos cristais)

Embora esta modalidade pertença mais às técnicas exotéricas de tratamento, os seus resultados têm atraído médicos naturistas e holísticos.

A teoria e a prática baseiam-se no efeito curativo e harmonizador de certos cristais especiais aplicados sobre determinadas áreas do organismo.

Cristaloterapia é o nome dado ao uso terapêutico dos cristais. Segundo o esoterismo, eles possuem propriedades terapêuticas, devolvem o equilíbrio físico e espiritual, podem até promover a cura de algumas doenças, desde que usados corretamente.

Tribos indígenas como os cherokees, navajos, aparanho, hopi, ananazi, tupi-guaranis, entre outras, sempre souberam usar as propriedades curativas dos cristais.

Os egípcios antigos também cultivavam o uso de cristais. Assim como os ciganos, alguns místicos acreditam que estas pedrinhas possuem uma memória, que guarda impressões e que podem ser resgatadas por um cristaloterapeuta ou um sensitivo.

Aplicações

- Pode ser usado para meditação juntamente com incensos.
- Sendo usado no chakra umbilical (no umbigo), protege contra fluidos impuros e energias negativas.
- Auxilia na cura, desde que energizado e aplicado adequadamente.
- Em ambientes, promove a harmonia e paz para todos no local.

Limpeza e energização dos cristais

A limpeza do cristal é bem simples. Ele deve ser lavado em água corrente. Se ele estiver muito carregado negativamente, deve ser colocado de molho numa vasilha com água e sal.

O cristal pode ser carregado com a energia do sol; para isso, basta expô-lo aos raios solares das 8 da manhã às 10 horas. À noite, pode ser energizado com a luz da lua cheia.

Algumas pedras e seu uso específico:
QUARTZO BRANCO - É estimulante, equilibrador, ativador e desativador de energias.
QUARTZO FUMÊ - Benéfica para os ossos, pés, pernas e joelhos.
QUARTZO VERDE - Para a cura de doenças. Bom para combater o estresse.
ESMERALDA - Resgata a esperança. Apoio nas situações adversas. Aguça a percepção dos sentidos.
GRANADA - Estimula, ajuda a tomar decisões. Combate o cansaço físico.
CITRINO - Benéfica para o aparelho digestivo.

TOPÁZIO - Aumenta o grau de consciência. Boa para o aparelho respiratório, asma, bronquite.

LÁPIS-LÁZULI - Para o desenvolvimento espiritual. Para quem tem problemas de comunicação, de se expressar, falar. Ajuda no tratamento de insônia e de alergias. É uma pedra calmante.

DRUSA - Boa para a estrutura a alma, equilibra o ambiente. Dá otimismo. Clareia as situações.

AMETISTA - Abre o canal de espiritualidade. É calmante, ajudando na insônia, sinusite, tensão, dor e cicatrização.

SODALITA - Para quem tem problemas na comunicação. Pedra da coragem e da autoconfiança.

OLHO-DE-TIGRE - Permite compreender os vários ângulos de uma questão. Abre a mente.

TURQUESA - Trabalha o alívio da tristeza profunda. Auxilia no tratamento das depressões em geral.

CRISTAL BITERMINADO - Cuida de todos os pontos de ligação do organismo, ossos, nervos, músculos (tendinite, bursite, reumatismo, coluna, problemas cerebrais, articulações).
QUARTZO ROSA - Pedra calmante, harmonizadora. Resgata a carência afetiva e a auto-estima. Ameniza a depressão, a insônia, a ansiedade e a agressividade.

REFLEXOLOGIA

Sistema de diagnóstico e de tratamento que utiliza a massagem e a acupuntura, através dos chamados microssistemas holísticos, ou seja, o pavilhão auricular, a planta dos pés, a palma das mãos e outros.
Este método é utilizado principalmente em casos agudos, funcionando como recurso sintomático.

É uma terapia complementar que compreende o tratamento de vários distúrbios pela aplicação de pressão nos pés ou nas mãos. O tratamento de todo o corpo é feito através de determinados pontos, em áreas precisas dos pés e das mãos, relacionadas a regiões particulares do corpo chamadas "zonas reflexas."

O tratamento compreende a aplicação de pressão com a ponto do polegar ou dos dedos sobre pontos reflexos precisos. Aplica-se uma pressão firme, mas não muito forte, e a pessoa que recebe o tratamento experimentará sensações diferentes nas zonas dos pés ou das mãos. Essas sensações são interpretadas pelo terapeuta, indicando quais partes do corpo estão funcionando bem e as que não estão. De acordo com o grau de desconforto (maior ou menor) experimentado nas zonas pressionadas, é possível saber que partes correspondentes do corpo registram maior ou menor desequilíbrio.

A reflexologia é também uma técnica de diagnóstico – o que significa que pode ser usada para descobrir onde há desequilíbrios no corpo. Um reflexologista pode então atuar sobre esses desequilíbrios para tratar uma vasta gama de distúrbios. A reflexologia também pode ser usada preventivamente, para manter o corpo funcionando bem.

Assim como outras terapias complementares, a reflexologia dá bastante tempo para que os pacientes falem sobre si mesmos com o terapeuta, o que permite uma compreensão melhor do próprio paciente e de seus problemas.

O sistema zonal

A reflexologia baseia-se na existência no corpo de um sistema de zonas ou canais longitudinais (verticais) e transversais (horizontais). Os reflexologistas têm acesso à energia do corpo através das zonas, para estimular o corpo e eliminar quaisquer congestionamentos que possam estar causando desequilíbrios.

As zonas longitudinais

As dez zonas longitudinais sobem dos pés pelas pernas e pelo corpo até a cabeça, e descem pelos braços e mãos (esse percurso pode também ser inverso).

Há cinco zonas do lado direito do corpo e cinco zonas do lado esquerdo: a zona 1, ligando o dedão do pé ao polegar; a zona 2, o segundo dedo do pé e o indicador; a zona 3, o terceiro dedo do pé e o dedo médio da mão; a zona 4, o quarto dedo do pé e o dedo anular, e a zona 5, o dedinho do pé e o dedo mínimo.

As zonas são segmentos ao longo do corpo que tem largura igual em cada seção do corpo.

No interior de cada zona há um fluxo de energia que corre por todas as partes do corpo, situadas na mesma zona. As zonas se estendem para os pés e para as mãos; assim, as zonas reflexas que correspondem às diferentes partes do corpo serão encontradas nas mesmas dos pés e mãos.

Segundo esse prisma, é fácil mapear as áreas do corpo que correspondem aos pontos reflexos apropriados nos pés e nas mãos.

Como é feito o tratamento

A maioria das partes do corpo são duplicadas dos dois lados (esquerdo e direito), e os pontos reflexos para essas partes do corpo aparecerão praticamente na mesma posição em ambos os pés. Algumas partes do corpo são encontradas apenas de um lado (por exemplo, o coração) e, portanto, só serão representados em um dos pés (neste caso, o esquerdo).

As zonas reflexas situam-se nas solas, nas laterais e no dorso dos pés; e cada parte dos pés tem uma parte correspondente ao corpo.

Existe um mapa no corpo espelhado na palma das mãos e nas solas dos pés, dividido por zonas longitudinais e transversais. Cada parte do corpo tem uma zona reflexa correspondente nos pés e nas mãos.

O tratamento costuma ser ministrado às zonas reflexas no pé direito primeiro e depois no esquerdo; embora isso possa diferir entre os terapeutas.

Depois de trabalhar os dois pés, é dada atenção às zonas reflexas que afetam determinadas partes do corpo.

As sensações experimentadas

- De acordo com as características pessoais de cada paciente, serão experimentadas diferentes sensações. Quanto maior a sensibilidade, mais desequilibrada estará a parte correspondente do corpo.
- Em algumas zonas, a pressão será sentida, mas não de maneira desconfortável.
- Em algumas zonas, a pressão poderá parecer levemente desconfortável.
- Em algumas zonas, a pressão poderá causar uma pontada aguda, quase como se fosse enfiada uma agulha no pé (esta sensação é passageira, e logo será aliviada pelo terapeuta).

As reações ao tratamento

As reações ao tratamento poderão ocorrer quando o corpo começar a se desfazer das toxinas – pode ser que ocorra um leve enjôo e uma diarréia branda, mas as reações nunca são tão fortes a ponto de incomodar. Sintomas como esses são, geralmente, um sinal encorajador porque indicam que o tratamento está surtindo efeito.

COLONTERAPIA

Colonterapia é uma técnica terapêutica conhecida, segura e indolor de limpeza intestinal.

Consiste em um sistema mecânico e suave de limpeza que ajuda a combater todos os problemas crônicos relacionados ao mau funcionamento dos intestinos.

A irrigação colônica é uma modalidade de lavagem intestinal completa sem a necessidade de reter água como ocorre nos enemas tradicionais.

É indolor e totalmente livre de constrangimentos, já que o procedimento consiste em um sistema fechado o que torna a técnica livre de odores.

Todo o tratamento é acompanhado de suaves massagens abdominais, realizado por profissional da saúde, num ambiente confortável, privativo e com as mais restritas medidas de higiene, (cânulas esterilizadas, água filtrada, purificada e ozonizada).

O ozônio é amplamente reconhecido pelas suas propriedades desinfetantes, anticépticas e oxidantes. Atua eliminando bactérias patógenas, vírus, parasitas e fungos, estimula a liberação de átomos de oxigênio do intestino para a corrente sanguínea e células, tendo como resultado um sistema imunológico mais forte produzindo maior vitalidade ao organismo.

A colonterapia baseia-se em práticas milenares de limpeza intestinal (feita com água morna, purificada e ozonizada). Amplamente indicada por médicos do mundo todo, como tratamento auxiliar para o bem-estar físico mental, cura de diversas doenças, trazendo vários benefícios, dentre eles o rejuvenescimento.

O processo de evacuação intestinal está relacionado com várias funções do organismo, dentre elas a função respiratória, circulatória e a atividade cerebral, inter-relacionadas através do sistema nervoso periférico (nervos). Sua desregulação afeta vários sistemas com os quais se relacionam.

Sua necessidade resulta no fato de que, a maioria das pessoas não possui a função intestinal em perfeitas condições, contribuindo para uma composição alterada de bactérias intestinais, isto é Disbióse, resultando em processos digestivos deficientes com formação de substâncias tóxicas e resíduos, que provocam um auto-envenenamento do corpo (auto-intoxicação). As conseqüências imediatas deste processo se revelam na perda de vitalidade, cansaço, depressões, falta de concentração, agressividade e estados de ansiedade, que em longo prazo serão o motivo de várias doenças.

Recentes estudos científicos proclamam o intestino como o "segundo cérebro" (cérebro emocional). Além de atuar como um órgão inteligente, selecionando, entre o que comemos e que é útil para o organismo, o intestino é responsável pela produção de substâncias químicas fundamentais para o bom funcionamento da mente e do corpo.

Experimentamos uma boa saúde e bem-estar quando o cólon está limpo e funcionando perfeitamente. Segundo o médico americano especialista em limpeza intestinal Dr. Bernard Jensen, 95% das pessoas acumulam fezes nos intestinos porque não conseguem manter o ritmo diário de eliminação. Isto ocorre pela má nutrição, pobre em fibras, rica em produtos refinados, que não são eliminadas facilmente, ficando aderida nas vilosidades intestinais. Alimentos processados e sem nenhuma vitalidade, industrializados, rico em gordura saturada, não são digeridos adequadamente pelo organismo.

Hábito de vida inadequado, poluição ambiental, abuso de tóxicos e medicamentos, passam a predominar no intestino, provocando doenças. A capacidade de defesa do organismo é prejudicada, já que 80% do sistema imunológico estão localizados nas paredes dos intestinos delgado e grosso.

A membrana mucosa do intestino grosso é a primeira e mais importante linha de defesa contra as toxinas. O fígado, rins, sistema linfático, pulmões e a superfície da pele seguem em segundo lugar.

A anatomia e suas funções

O cólon (intestino grosso) é um tubo que mede aproximadamente 1,5 m de longitude e 3,75 cm de diâmetro. Um cólon saudável tem forma e cor uniforme.

Suas principais funções:

- A digestão final de nossos alimentos;
- A eliminação do resíduo digestivo;
- A eliminação de toxinas e resíduos do corpo;
- A reabsorção de água a partir do conteúdo intestinal semi-líquido;

- A síntese final de vitaminas;
- Absorção de minerais e oligoelementos.

O intestino contém 800 milhões de neurônios e é considerado o "segundo cérebro." É responsável por 80% de nossa imunidade e pela absorção de serotonina, hormônio que inibe a depressão. Cerca de 40 hormônios são secretados pelo cérebro e intestino conjuntamente, inclusive o hormônio do crescimento.
Há cinco mil anos os chineses já diziam que no intestino está a causa de todas as doenças.

A digestão
O processo de digerir e assimilar alimentos começa pela escolha dos alimentos e nosso estado mental, tudo está interligado.
Começamos pela boca, local em que o alimento passa pelas primeiras preparações, através da mastigação. Cada

dente cumpre sua função de triturar o alimento, facilitando todo o resto da digestão. As glândulas salivares entram em ação e digerem o amido e outros polissacarídeos. O alimento, passa pela faringe, responsável por direcioná-lo ao esôfago e em seguida ao estômago. O alimento transforma-se no bolo alimentar e começa a sofrer ação do suco gástrico. A essa massa, denominamos de "quimo". O intestino delgado absorve nutrientes do quimo, que é atacado pela bile, enzimas e outras secreções, que diminuem ainda mais o tamanho dos nutrientes. Esses nutrientes absorvidos caem na corrente sanguínea e chegam ao resto do organismo, nutrindo-o. Mas, e a água que ingerimos diariamente? É no intestino grosso que ela é totalmente absorvida. Todo o volume de líquido ingerido será absorvido pelo intestino grosso, que irá hidratar o organismo. Diversos nutrientes também são absorvidos ali, através de suas paredes. O intestino grosso tem uma importância extremamente relevante para que o que ingerimos seja plenamente aproveitado. É onde se localiza a flora intestinal, formada por diversas bactérias responsáveis por digerir restos alimentícios não assimilados e proteger o organismo das bactérias que causam enfermidades. Quando todo esse processo está funcionando bem, o corpo adquire energia e se protege de possíveis doenças. Porém, o mau funcionamento em uma dessas etapas pode acarretar problemas de toda ordem. Por isso, cuidar dos intestinos deve ser uma tarefa diária, assimilando a importância de buscar qualidade de vida, saúde e bem-estar físico e mental.

Uma pessoa pode acumular de 5 a 10 kg de massa fecal na parede no intestino.

Uma alimentação inadequada ou pobre em nutrientes e fibras, estresse físico e emocional, atividades sedentárias e a impossibilidade de realizar atividades físicas com freqüência, provocam problemas gastrointestinais, dificultando o processo natural de digestão, absorção e eliminação dos alimentos, causando prisão de ventre. Sinais e sintomas que podem estar relacionados a problemas intestinais:

- Gases;
- Abdome distendido;
- Cólicas;
- Diarréias;
- Intolerância alimentar;
- Candidíase;
- Rinite;
- Eczemas;
- Alergias;
- Fibromialgia;
- Artralgia (dores articulares);
- Psoríase;
- Alteração de humor;
- Insônia;
- Depressão;
- Síndrome da fadiga crônica (desânimo, estresse, cansaço, enxaqueca, mau-humor, inchaço nas pernas, desinteresse no

trabalho, perda do apetite sexual, mãos e pés frios).

Toxinas encontradas nas placas fecais

Nas placas fecais retiradas do intestino grosso existem cerca de 30 sustâncias altamente tóxicas e que as mesmas podem estar comprometendo a qualidade de sua vida.

TOXINA	DISTÚRBIO PROVOCADO
Indol	Fadiga e Depressão
Escatol	Gases
Indiana	Dores de cabeça
Cadavérica	Ansiedade, Irritabilidade, Nervosismo
Moscaria	Insônia
Septicina	Infecções
Sulfeto de Hidrogênio	Bronquite, Enxaqueca
Mercaptãs	Alergia, Manchas na Pele
Sepsina	Tumores, Miomas, Cistos
Botulina	Câncer, Pênfigo foliáceo, Hanseníase
Ácido butílico	Cardiopatias, Varizes, Tromboses
Cresol	Mau hálito, Língua saburrosa
Fenol	Distúrbios hormonais, Dismenorréia
Histamina	Coceiras, Descamação da pele
Metil-guanidina	Inchaço das pernas, Dores lombares
Neurina	Neurite e Neuralgia

Putrescina	Abdome proeminente, flácido ou rígido
Ptomatropina	Náusea, desconforto abdominal
Amônia	Nefrite, osteoporose
Sulfemetemoglobina	Anemias, leucemia

Confira abaixo os diferentes estados do cólon de acordo com os distúrbios causados pelas diferentes toxinas presentes:

Indicações

* Alívio de constipação (prisão de ventre);
* Preparo para colonoscopia (muito mais efetivo que as enzimas tradicionais e laxativos perigosos);
* Preparo para cirurgias;
* Recomendado em associação ao tratamento médico clínico;
* Para diversos transtornos ou enfermidades intestinais, (colite, doença de Crohn, cólon irritável) respiratórios (asma, bronquite), metabólicas (diabetes, gota, dislipidemias,) ou endócrinas (hipotireoidismo);

Para doenças da pele: acne, psoríase.
•   Intolerâncias   ou   intoxicações alimentares,   alcoolismo,   cigarro   e medicamentosas (corticóides antibióticos e hormônios);
•   Infecção parasitária.

Do ponto de vista clínico, a Colonterapia é eficaz no tratamento de doenças crônicas (dislipidemias,   reumatismo,   calculose), climatério e depressão.
Indicado também para maiores de nove anos e idosos.

Contra-indicações:
•   Enfermidades cardíacas severas;
•   Hipertensão arterial não controlada;
•   Aneurisma;
•   Hemorragia ou perfuração do trato intestinal;
•   Hemorróidas severas;
•   Carcinoma de cólon;

- Fístulas e fissuras no cólon;
- Gravidez a partir dos quatro meses;
- Insuficiência renal;
- Cirurgia recente do cólon.

NATUROPATIA

Naturopatia ou Medicina Naturopata é um sistema de medicina baseado no poder de cura da natureza. Naturopatia é um sistema holístico, ou seja, os médicos naturopatas esforçam-se para encontrar a causa da doença pela compreensão do corpo, mente e espírito da pessoa. A maioria dos médicos naturopatas usam uma variedade de terapias e técnicas (como a nutrição, a mudança de comportamento, Fitoterapia, Homeopatia e Acupuntura).

Há duas áreas de foco em Naturopatia: uma é apoiar as habilidades de cura do corpo próprio, e o outro é capacitar as pessoas para fazer mudanças de estilo de vida necessárias para a melhor saúde possível. Enquanto os médicos naturopatas tratam através de sessões curtas da doença em condições crônicas, sua ênfase é na prevenção da doença e educar pacientes.

A função do naturopata

Uma visita a um médico naturopata será semelhante a uma visita ao seu médico de família. O médico irá tomar uma história muito completa, perguntando sobre sua dieta, estilo de vida, estresse e exposições ambientais. Em seguida, irá fazer um exame físico, o que pode exigir testes de laboratório. Além dos testes convencionais, o naturopata pode usar técnicas de laboratório exclusivos, tais como a análise abrangente digestiva. Este teste permite que os naturopatas examinem o seu processo digestivo, assim como ver quais nutrientes que seu corpo está absorvendo, entre outras coisas.

Estes médicos tratam a pessoa como um todo, o que significa que eles consideram uma série de fatores antes de diagnosticar uma doença. Um naturopata pode olhar para o seu estado mental, emocional e espiritual, a sua dieta, a sua história familiar, o seu ambiente e seu estilo de vida antes de fazer um diagnóstico.

Alguns dos tratamentos mais comuns utilizados por um naturopata incluem:
• O aconselhamento nutricional;
• Fitoterapia;
• A Medicina Homeopática;
• Acupuntura;
• A Hidroterapia (tratamento de água) - Essas terapias incluem beber água de nascente natural, tomar banho, alternando aplicações entre quente e frio, e exercícios na água, os quais são pensados para estimular a cicatrização e fortalecer o sistema imunológico;
• Medicina física - Esta abordagem natural para a cura envolve o uso de toque, quente e frio, compressas, correntes elétricas, e as ondas sonoras para manipular os músculos, ossos e coluna vertebral;
• Desintoxicação - Esta terapia remove as toxinas do corpo pelo jejum, usando enemas, e beber muita água;

•Espiritualidade - O desenvolvimento espiritual da pessoa é incentivada como parte de um programa global de saúde;

•Estilo de vida e aconselhamento psicológico - Um naturopata pode usar a hipnose, imaginação guiada, ou outros métodos de aconselhamento como parte de um plano de tratamento.

Naturopatas consideram seus pacientes a ser participantes de sua saúde, de modo que você possa ser convidado a fazer mudanças de estilo de vida, como mudar o seu dormir, comer, e os hábitos de exercício.

IRIDOLOGIA

Iridologia é uma ciência que permite, graças à observação da íris, detectar perturbações orgânicas, metabólicas, nutricionais, nervosas, hormonais e certas patologias. Isto é possível estudando os numerosos sinais que devemos descodificar e interpretar segundo uma técnica rigorosa.

A Iridologia é simples, econômica e não agressiva, contrariamente aos testes de laboratório que são caros, demorados e por vezes agressivos.

A íris é a parte corada do olho, muito rica em filamentos nervosos, fabricada com os mesmos tecidos que o cérebro e formada nos primeiros dias de vida do embrião.

Certamente pôr causa da sua complexidade em telecomunicação nervosa e ter uma relação genética, nós ainda não descobrimos tudo nem explicamos tudo sobre o assunto das telecomunicações celulares, mas já sabemos que as células comunicam-se umas com as outras.

O cérebro é um verdadeiro computador composto de 10 bilhões de neurônios, cada um com mais de 25.000 possibilidades de comunicar com as células vizinhas. Cada neurônio é um verdadeiro laboratório químico. O olho é um anexo, uma extensão deste verdadeiro laboratório que envia para esta parte corada do olho milhões de informações, algumas das quais são visíveis. De fato, como um espelho no qual se inscrevem mensagens, cada célula do estroma da íris contém 25.000 de fibras nervosas que estão ligadas ao cérebro. O nervo óptico mais de 10.000 ramificações nervosas. Sob o estroma da íris, dois grupos de músculos aparecem, um para dilatar a pupila e outro para contraí-la. A palavra "íris" deriva da comparação entre as suas cores e nuances com as da "écharpe" da Deusa Grega Íris, ou seja, o "arco-íris". Estas cores podem ser normais ou assinalar intoxicações, anomalias genéticas e perturbações. A pigmentação da íris e a cor dos olhos parecem ter uma relação com o índice de uma pré-disposição para certas doenças, de preferência em relação a outras. Porque com efeitos, pode-se definir um estudo completo da morfologia da face e cor dos olhos que dão então os tipos constitucionais.

A íris está intimamente ligada ao organismo pelos seguintes intermediários:

* Sistema nervoso;
* Sistema linfático;
* Sistema circulatório;
* Sistema respiratório;
* Sistema glandular;
* Sistema orgânico e proteico.

As perturbações do sistema nervoso provocadas pelo stress permanente, hoje mais conhecido pelo nome de stress oxidativo, são susceptíveis de modificar a estrutura da íris. Os estados de alcalinidade ou de acidez são fatores que alteram o sistema nervoso que então retransmite mensagens anormais através do sistema simpático para o cérebro que pôr sua vez os retransmite a íris.

O sistema nervoso e linfático alteram de numerosas maneiras a estrutura da íris. Tornam-se ensombreadas pela quantidade de toxinas transportadas. Modifica a cor inicial com as sobrecargas de colesterol, lipídios, peróxido de hidrogênio, cristais de ácido, metais pesados, medicamentos, etc.

Na íris está registrado toda a constituição orgânica de uma pessoa, e como esta vem se apresentando, características e comportamentos.

A Iridologia não tem como objetivo dar nome as doenças a partir do irisdiagnose, elabora-se um programa de desintoxicação e reconstrução do organismo que é a base do tratamento e que tem a finalidade de conscientizar e melhorar as carências nutricionais do paciente, melhorando assim, sua qualidade de vida.

Este tratamento visa suprir as necessidades como também às tendências orgânicas que poderão se desenvolver ao longo da vida.

A Iridologia moderna cria um importante leque para o crescimento e conhecimento do ser humano. A Iridologia ainda possibilita mostrar e descobrir várias características de uma pessoa:

• Polaridades dominantes (hemisfério cerebral direito ou esquerdo);

• Cinestésico, auditivo ou visual;

• Introversão ou extroversão;

• Tendências e características profissionais;

• Padrões de relacionamentos entre casais: padrão dos complementos, padrão dos corações solitários, padrão dos semelhantes, padrão do amor e ódio e padrão de mudança;

• Iridologia espiritual e Cronorischio (idade em que ocorreu um trauma e como solucioná-lo através da crono-biologia, as qualidades e os confrontos espirituais que enfrentamos durante nossas vidas);

A íris é, talvez, o microssistema mais perfeito que existe, no sentido de conhecer a constituição geral, bem como, os "órgãos de choque" do indivíduo. Estas informações permitem ao iridologista adquirir varias ferramentas para conservar a saúde, seja prevenindo, seja mantendo esta que é o maior atributo do ser humano.

A detecção dos órgãos de choque permite a indicação formal de quais tratamentos o organismo esteja necessitando, com critérios específicos, como nenhum outro método permite realizar.

A Iridologia não tem como objetivo dar nome às patologias; e sim, após a análise da íris, elaborar um programa de desintoxicação e reconstrução do organismo, que é à base do tratamento e que tem por finalidade de conscientizar e melhorar as carências nutricionais do paciente, melhorando, desta forma, sua qualidade de vida.

A íris é "o mundo". Nenhum outro método possibilita entender e compreender o indivíduo com tanta riqueza e sutileza como a irisdiagnose, porque o olho é talvez o microssistema orgânico que melhor traduz o ser como ele é.

Em hipótese alguma, a irisdiagnose substitui os exames subsidiários; tais como: laboratoriais, de imagens e outros. Muito pelo contrário; ela dá subsídios para o médico, como um bom "detetive," elucidar o caso.

A Iridologia em hipótese alguma se opõe aos conhecimentos médicos. Longe disto. Ela vem somar esforços no sentido de ampliar ainda mais a cultura médica.

BIOCIBERNÉTICA BUCAL

Denominação genérica das técnicas ortodônticas de cunho holístico, com o objetivo de restabelecer o equilíbrio bioenergético global do ser humano.

A biocibernética bucal trabalha com a tese de que a cavidade oral e os dentes são também microssistemas holísticos, ou seja, cada dente está relacionado com um órgão ou função orgânica ou psíquica e, quando esses elementos apresentam alguma alteração ou desequilíbrio, os dentes assumem posicionamentos anômalos.

O trabalho dessa ciência consiste em restabelecer, na medida do possível, a posição normal dos dentes, dos maxilares e a função da cavidade oral, através de aparelhos especiais adaptados a cada caso particular. À medida que o aparelho específico é usado, o indivíduo pode perceber mudanças e ajustes variados, seja no comportamento, nas reações, no humor, no temperamento e em muitas funções orgânicas alteradas.

A biocibernética bucal é uma forma de psicossomatoterapia ortodôntica adiantada, representando um dos exemplos mais perfeitos de aplicação prática do pensamento holístico no campo da medicina.

A técnica foi inteiramente criada no Brasil, e hoje está difundida no mundo inteiro.

BIOENERGÉTICA

O termo serve para indicar o sistema terapêutico que associa corpo e psiquismo, buscando o conhecimento dos bloqueios energéticos criados por traumas, conflitos e experiências negativas da infância e da vida intra-uterina.

A execução da bioenergética depende fundamentalmente de um terapeuta muito experiente, psicólogo e com visão holística.

A bioenergética provocou uma revolução nos conceitos da psicoterapia moderna, pois, aproxima-se bastante da ideologia da medicina integral, ou holística, que compreende o homem como um conjunto indivisível, onde corpo e mente perfazem o indivíduo integral.

GESTAÇÃO E PARTO NATURAL

A medicina holística realça a importância de uma gestação onde haja perfeita saúde para a gestante e para a criança.

A obediência às leis naturais, uma dieta saudável e natural, isenta de alimentos tóxicos (carnes vermelhas e condicionadas, açúcar e derivados, laticínios, enlatados, etc.) e de medicamentos, hábitos regulares de vida e abstinência de tabaco, álcool e outras drogas, são condições indispensáveis para um bom andamento da gestação e um parto de qualidade superior.

Entre os alimentos mais importantes para um bom equilíbrio biológico, destacam-se: os cereais integrais, o missô (pasta fermentada de soja), o queijo de soja (tofú), os produtos germinados (broto de alfafa, de feijão, etc.), as raízes, as verduras, as frutas oleaginosas (castanhas, nozes, avelã, etc.) e outros.

Para uma boa saúde emocional da criança, é importante o equilíbrio psíquico da mãe e um pai presente.

Existem yogas próprios para os "casais grávidos," onde não é necessário saber nenhuma técnica especial para isso. Basta seguir a intuição e "conversar" com o neném, em qualquer fase da gestação.

Prima-se também por um parto fisiológico (natural) possível, dando-se preferência para a posição de cócoras com a participação do marido e estabelecendo-se o estilo "Leboyer" (mínimo de luz na sala do parto, nenhum barulho, corte do cordão umbilical apenas quando parar de pulsar, contato corporal imediato entre o filho e os pais, etc). Sabe-se que estes procedimentos são fundamentais para que se tenha uma criança psíquica e fisicamente saudável, auto-suficiente e corajosa perante a vida.

Para situações de gestações difíceis, perigosas com alguma doença intercorrente, é necessário acompanhamento médico.

Para o bom desenvolvimento da gravidez e como preparo para um bom parto, aconselha-se a prática regular de exercícios especiais para serem executados pela gestante após o terceiro mês de gravidez e sob orientação médica.

MOXABASTÃO

A moxabastão é uma terapia alternativa criada pelos antigos povos orientais. Há relatos que datam 290 a.C. que indicam seu uso. Atualmente é bastante utilizada na medicina tradicional chinesa. Seu nome tem origem na palavra japonesa "mokusa", que significa "erva queimada".

Para sua realização, os pontos da acupuntura são considerados: cada órgão possui um meridiano próprio e em cada um destes há vários pontos na pele com funções específicas. Assim, percebe-se que o princípio e efeito destas duas técnicas é parecido, mas, geralmente, a mocha é recomendada em casos onde o tratamento com esta primeira não foi eficaz.

Nela, utiliza-se um bastão ou cone contendo folhas de erva-de-são-joão (Artemisia vulgaris) em seu interior. As plantas são colhidas na primavera sendo, em seguida, expostas ao sol para tornarem-se secas. Depois são peneiradas e novamente colocadas para receber a luz solar, para que obtenham o aspecto próprio para o uso.

As ervas são introduzidas no bastão e este é aceso na sua extremidade, tal como um charuto, e aplicado nas regiões que serão tratadas. Para evitar queimaduras, cera de abelha, gengibre, alho, dentre outros, podem ser utilizados entre ele e a pele, a fim de proteger a região, fornecendo efeitos terapêuticos.

A mocha é potencializada em condições ambientais mais úmidas e frias. Processos inflamatórios, cauterização de verrugas, asma, diarréia, problemas de coluna, insônia, deficiência auditiva, gastrite, impotência, desordens ginecológicas, dentre outros, podem ser prevenidos ou tratados por esta terapia que é utilizada, também, para reforço do sistema imunológico.

REIKI

Reiki é um sistema natural de cura, uma energia de alta freqüência vibratória. O tratamento é feito por meio do Reikiano (a) através da imposição das mãos, sobre si mesmo ou sobre outra pessoa, onde o fluxo de energia Reiki flui pelo terapeuta, sendo transmitido para quem a recebe, seja ser humano, animal ou vegetal.

O Reiki atua profundamente no indivíduo buscando dissolver a causa de seus males e amplia a consciência de forma holística, ou seja, tratando o indivíduo no seu todo.

O Reiki é uma excelente terapia integrativa complementar. Vários hospitais públicos e particulares já utilizam o Reiki como terapia complementar aos tratamentos convencionais, não só no Brasil, mas em especial na Europa e nos Estados Unidos.

O Reiki é compatível com qualquer terapia ou tratamento de saúde, com aprovação e recomendação de vários médicos, fisioterapeutas, dentistas, psicólogos, psicanalistas, homeopatas e várias outras especialidades, tratando os campos físico, mental, psíquico e espiritual, com resultados concretos na ansiedade, estresse, depressão, insônia, medo, insegurança, pânico, assim como nos órgãos, tecidos e sistemas.

O Reiki é preventivo e harmonizador, agindo sempre na causa dos problemas.

A energia Reiki é absolutamente inofensiva e por isso, é um tratamento prático e seguro, por ser uma Vibração Universal. Este tratamento beneficia a todos os seres vivos.

Os benefícios do Reiki

• Cura as causas e elimina os efeitos dos desequilíbrios.

• É um método viável, alternativo, de cura natural, que visa ajuda total ao indivíduo, e pode ser combinado com outras técnicas.

• Não conflita de nenhuma forma com os procedimentos médicos. Ao contrário, os engrandece.

• Pode ser usado para ajudar animais de estimação, outros animais e plantas.

• Ajuda a diminuir o senso de debilidade e ineficácia, quando faz frente com a doença ou situações de estresse.

• Ajuda a eliminar o estresse diário que fica acumulado e que adquirimos em virtude da agitação e da correria da vida moderna.

• Não é um sistema de crença. Portanto, uma vez que seja ativado, quando usado de acordo com as instruções dadas, sempre dará o resultado desejado.

• Promove, dentro do indivíduo que o pratica, qualidades, tais como: amoré fraternal, carinho, compaixão, reciclagem, bons desejos, paz e serenidade.

• Tem uma duração infinita, que, uma vez posto em funcionamento, nunca se acaba e também não se torna obsoleto.

MEDICINA ORTOMOLECULAR, OLIGOELEMENTOS E RADICAIS LIVRES

A medicina ortomolecular é uma terapia da normalização metabólica e tem como objetivo principal o restabelecimento do equilíbrio orgânico através da utilização de agentes antioxidantes, visando à neutralização da ação deletéria dos radicais livres presentes no corpo humano. Essa terapia antioxidante reduz os radicais livres aplicando minerais e oligoelementos aminoácidos-quelatos e vitaminas.

Os radicais livres são átomos ou grupos de átomos muito instáveis e reativos, que por apresentarem um número ímpar de elétrons (elétron desemparelhado) na sua órbita externa, tornam-se ávidos para se combinarem com qualquer substância existente nas proximidades, na tentativa de recuperar a sua estabilidade química. Alguns são produzidos por reações indispensáveis, tais como as reações metabólicas e enzimáticas, porém, quando gerados descontroladamente podem danificar proteínas, lipídios e ácidos nucleados, ocasionando uma série de doenças.

Os radicais livres são importantes para a realização de diversas reações endógenas, sendo deletérios somente quando gerados descontroladamente.

Na atualidade, as doenças oriundas das ações dos radicais livres têm merecido destaque e interesse por parte de inúmeros pesquisadores.

Diversos trabalhos relacionam os radicais livres como o câncer.

GLOSSÁRIO

1.Medicina oficial – É a Medicina convencional, analítica ou organicista, técnica e tecnológica, que teve o seu início com Galeno e alcançou o seu auge com a escola norte-americana de Medicina.

Nos Estados Unidos o entendimento analítico/cartesiano teve um grande desenvolvimento, influenciando praticamente todas as áreas da Ciência e da Medicina do mundo inteiro.

Diferenciando-se da Medicina antiga, o ensino médico começou a assumir mais um caráter técnico, dispensando o elemento essencial que caracteriza a arte médica, que é a vocação.

Principalmente nas Américas, a mentalidade médica analítica permitiu que durante um período secular profissionais produzidos em série – que não conhecem o seu próprio organismo, que estão sujeitos a ter uma doença qualquer e a qualquer momento, que são obrigados a adotar uma especialidade e que estão sob a influência direta dos interesses de um gigantesco complexo industrial farmacêutico – tivessem a incumbência de cuidar da saúde dos seus semelhantes.

Esses profissionais aprenderam a discriminar e a evitar qualquer método que não fosse aceito pelo *establisment* médico; apreenderam a idéia falsa de que quanto mais detalhada uma especialidade, mais ela se aproxima da compreensão da causa das doenças.

A Medicina analítica tem progredido; mas esta compreensão não tem ocorrido. Enquanto isso, a qualidade global da saúde da população tem diminuído, principalmente com o aumento da incidência das doenças crônicas e degenerativas (segundo dados oficiais da Organização Mundial de Saúde), tais como o câncer, o diabetes e as doenças cardiovasculares. Isso trouxe e tem trazido grande frustração, principalmente dentro das novas gerações médicas, que estão cada vez mais conscientes das suas limitações.

Apesar de todo avanço tecnológico, das cirurgias sofisticadas e dos novos fármacos, a qualidade de vida do ser humano tem piorado.

A afirmação de que hoje vive-se mais é só parcialmente verdadeira; pois esse acréscimo de vida é somente quantitativo: significa dizer que podemos viver mais, mesmo com uma úlcera ou um câncer, ou manter uma doença por mais tempo.

Portanto, a extensão da vida do homem moderno deve-se muito mais à ação sintomática, paliativa e provisória da Medicina oficial do que à sua capacidade em melhorar a qualidade de vida biológica como um todo.

O grande questionamento que a opinião pública mundial faz quanto às limitações da Medicina oficial, quanto ao problema da imperícia e do erro médico, quanto ao mercantilismo da Medicina, quanto aos efeitos colaterais e à ação limitada dos remédios alopáticos, contribui muito para que se anseie por uma Medicina oficial mais humana e respeitosa.

2. Hipócrates – Famoso médico da Grécia antiga, chamado o "Pai da Medicina". Afirma-se que aprendeu sua arte nas tábuas votivas oferecidas pelos enfermos curados nos templos de Esculápio. Parece que chegou a ser Iniciado e foi considerado o mais hábil curador de seu tempo, sendo por isso quase divinizado.

Seu saber e seus conhecimentos eram vastíssimos. Segundo Galeno, seus escritos eram verdadeiramente a voz de um oráculo.

Morreu com cem anos (361 a.C.).

Hipócrates valorizava o poder curativo da natureza, o seu *vis natura medicatrix,* que se refere à capacidade espontânea do organismo de recuperar-se de uma doença.

Certamente que os médicos da antiguidade compreenderam isso através da observação de vários processos biológicos, como a cicatrização, a expectoração, as descargas orgânicas de todos os tipos, as diarréias, a recuperação natural de muitos tipos de febres e enfermidades conhecidas e também algumas estranhas.

Com maestria e sutileza, Hipócrates ensinou aquilo que a Medicina natural sempre busca, que é a estimulação das forças renovadoras e de cura do próprio organismo, como um reflexo da força de cura e objetivava a relação mais harmônica do homem com as forças sutis da natureza.

Foi assim que surgiram os princípios de uma ciência fundamentada na simplicidade, sendo que o mais conhecido está representado na famosa máxima hipocrática: *primum nom nocere* ("primeiro, não mutilar"), hoje obedecido fielmente pela nova Medicina, mas tão desrespeitado por muitos médicos poucos conscientes.

Outro aspecto importante da escola de Hipócrates era a famosa concepção vitalista do homem, segundo a qual o ser humano não é composto apenas por um corpo físico onde tudo funciona como uma rede de "engrenagens" ou sistemas, mas por diversos corpos, entre os quais um mais sutil, invisível, denominado corpo vital, mantenedor e responsável por todas as funções físicas, psíquicas e mentais, sem o qual a animação da vida é impossível.

A doença, seja ela física ou psíquica, resulta de um distúrbio na qualidade, na quantidade, na distribuição e no fluxo dessa energia pelo organismo. Uma disfunção dessa energia pode, por exemplo, permitir a penetração e a proliferação de germes num corpo assim debilitado, o que seria impossível num corpo saudável, onde a energia vital se encontrasse bem distribuída e em quantidade suficiente. Era sobre o corpo vital prejudicado, seja pelos hábitos errados, pela ação do ambiente ou por outras causas, que os adeptos da escola hipocrática agiam, aplicando dietas, ervas, minerais, hidroterapia, massagens medicinais e práticas medicas especiais, hoje perdidas.

Hipócrates cita em suas obras mais uma das suas famosas máximas, hoje tão aplicada em Homeopatia: *similia similibus curentur,* segundo a qual, uma doença deve ser tratada adequadamente através de um medicamento semelhante a ela. No Ocidente, os médicos fazem o "juramento de Hipócrates" antes de receberem os seus diplomas, mas a Medicina Holística observa a necessidade de se respeitar realmente os preceitos do mestre.

3.Galeno – Médico grego. Estudou Medicina em Esmirna, Corinto e Alexandria. Em 168 juntou-se a Lúcio Vero e Marco Aurélio. Era notoriedade máxima em Medicina na sua época. Numa avaliação histórica, pode-se concluir que a filosofia da Medicina analítico-alopática surgiu com Galeno, o verdadeiro precursor da Medicina analítico-organicista. Ele desenvolveu uma filosofia e uma técnica médica voltada para a obtenção de efeitos imediatos, ideal para prontos resultados, antagonizando-se assim aos ensinamentos de Hipócrates.

Ele julgava que o médico deveria apenas conhecer compostos, poções e métodos cirúrgicos capazes de eliminar os sintomas do paciente o mais rapidamente possível, independentemente das causas sutis dos mesmos.

Como médico imperial e tendo pessoas importantes como clientes, ele foi obrigado a criar um sistema médico que atendesse as exigências de uma clientela para a qual não era possível pedir dietas sacrificantes, corrigir hábitos antinaturais ou reduzir os excessos.

Tampouco seria tolerado um tratamento longo que objetivasse um reequilíbrio profundo. Foi assim que a Medicina começou a esquecer os ensinamentos passados, a não se ocupar das causas verdadeiras das doenças, a não exigir coerência dos seus praticantes (boa saúde do médico) e iniciou a sua subserviência ao mecanismo do poder.

A doutrina médica de Galeno, baseia-se na teoria dos quatro humores (*sangue, bile, atrabile pituita*).

Aplicada até a Idade Média, admitia que a saúde é o resultado do equilíbrio entre os quatro humores, e que as doenças derivam do seu desequilíbrio – hoje esta teoria não tem mais nenhum valor.

Por outro lado, são importantes as descobertas de Galeno sobre anatomia, baseadas na observação.

Galeno escreveu mais de trezentas obras, mas apenas cerca de oitenta delas chegaram até os dias atuais.

4.Monodietas – São dietas em que se usa apenas um produto alimentício durante um período determinado. Fazem parte dos sistemas alimentares chamados "dissociativos". Estes sistemas ensinam que o consumo de um alimento apenas, dissociado dos demais, determina intensas modificações no organismo, promovendo o reequilíbrio de funções alteradas e a cura de doenças crônicas. A técnica ensina que a monodieta só deve ser realizada em curto tempo, variando segundo o objetivo e o produto nutritivo usado. Obviamente, o uso prolongado de apenas um produto alimentício determina, ao longo do tempo, carências alimentares, mas, utilizada por um período, estimula o processo de recuperação do organismo.

As monodietas mais aplicadas na Medicina Holística são a dieta do arroz integral, a dieta do inhame, a dieta do mamão, a dieta do abacaxi, a dieta da uva, a dieta do melão, a dieta do jiló, a dieta da lima da pérsia, e outras.

Aconselha-se a orientação médica gabaritada para a execução de monodietas.

A dieta do arroz integral é um dos tratamentos clássicos que a Medicina natural moderna absorveu da Macrobiótica, como importante parte da Medicina oriental. Ela é realizada num período de dez dias; tempo em que a parte líquida do sangue é geralmente renovada. É também chamada "dieta da renovação biológica." Produz desintoxicação do organismo graças à presença, no arroz integral, de uma albumina semelhante à clara do ovo. O arroz escolhido é, obrigatoriamente, o orgânico; pois a presença de agrotóxicos no produto pode ser extremamente prejudicial à saúde. A água para o cozimento do arroz deve ser também muito pura – a água filtrada das grandes e médias cidades não é aconselhável. O sal a ser utilizado durante a dieta é sempre o sal marinho biológico. Durante a dieta, o único alimento a ser ingerido tem de ser o arroz integral cozido sem óleo ou temperos, apenas com um pouco de sal.

São realizadas apenas três refeições ao dia, sendo que o desjejum é composto de um mingau feito com farinha de arroz integral tostado, água e sal. A mastigação deve ser prolongada, de pelo menos trinta vezes para o arroz cozido, até que se liquefaça na boca. Os líquidos durante as refeições devem ser evitados, sendo recomendado o uso de uma xícara de chá de artemísia fraco dez minutos após s refeições. Em caso de sede, beber pequenas quantidades de água aos poucos, bochechando-a bem antes de engolir. Esta dieta não deve ser iniciada bruscamente partindo-se de uma dieta comum. Aconselha-se para anteceder a dieta um período de eliminação de cerca de trinta dias em que, gradativamente, retiram-se do cardápio diário os alimentos danosos ao organismo, de modo que esteja consumindo apenas frutas, verduras, legumes, tubérculos, raízes e cereais integrais pelo menos uma semana antes de se iniciar a dieta dos dez dias de arroz.

Do mesmo modo, a saída desta dieta não deve ser imediata, mas lenta, incorporando os alimentos utilizados na semana anterior ao início da dieta em questão, na seguinte ordem: nos primeiros dias manter sempre o arroz como prato básico acrescentando outros cereais integrais. Nos dias seguintes acrescentar leguminosas e verduras, para depois incorporar os demais.

Nos casos mais difíceis ou sérios, a pessoa que se submete ao tratamento deve estar sob orientação médica adequada. Essa dieta produz inicialmente reações por vezes fortes, diretamente proporcionais ao estado de gravidade ou toxidez do paciente. Geralmente ocorrem dores de cabeça, irritabilidade, sensação de fraqueza, prisão de ventre, gases, flatulência e ansiedade. Estes sintomas somem gradativamente substituídos por bem-estar, pacificação psicomental, funcionamento intestinal frequente (não se trata de diarréia) e outros. Não raro, surgem espinhas, halitose, fezes fétidas, urina escura, pele grossa e descamações, como resultado do processo de descarga e desintoxicação. Também esses desaparecem com o tempo, dando lugar a uma pele mais jovial, hálito lácteo, olhar mais resplandecente, fezes inodoras que se desmancham com facilidade, urina clara e sem cheiro, cabelos e pelos mais viçosos, como resultado da recuperação da saúde e, consequentemente, das funções normais do organismo.

5.Macrobiótica – Termo de origem grega que significa "vida longa", (macro=grande, bios=vida). Era usada, obviamente, com outro nome pelos antigos chineses, mongóis, tibetanos e, principalmente, pelos zen-budistas, com o intuito de obter um estado físico e psíquico que facilitasse a ascensão espiritual.

É uma ciência baseada no uso de alimentos puros, saudáveis, dialeticamente escolhidos, orgânica ou biologicamente cultivados. É também uma arte fundamentada na milenar filosofia da Medicina oriental, empírica ao mesmo tempo que experimental, fácil de praticar e de custos razoáveis. Seu principal objetivo é manter o organismo humano em equilíbrio dinâmico perfeito com as imutáveis leis universais, aumentando com isso, o tempo de vida do homem e qualificando-o física, psíquica, mental e espiritualmente em suas mais variadas funções e atividades.

Já em 1798, o Dr. Hufeland fazia menção a uma "macrobiótica, ou arte de curar, capaz de prolongar sobremaneira a vida humana e de vitalizar o organismo, evitando assim as doenças."

Em seu livro *Macrobiótica – ou a arte de prolongar a vida humana,* estes conceitos eram bem evidenciados. Porém, a Macrobiótica só tomou impulso por intermédio de Georges Ohsawa, cidadão japonês que, conseguindo livrar-se de um mal "incurável" por meio de um sistema alimentar japonês antigo, resolveu mostrar ao mundo as suas vantagens. Para tanto, passou mais de 40 anos de sua vida na difusão e no estudo do que codificou e batizou o sistema com o nome de macrobiótica. Foi graças a esse incansável pesquisador que surgiram no mundo inteiro inúmeros núcleos, entrepostos, clínicas, associações e fazendas para a produção orgânica de alimentos.

Ohsawa observou que a alimentação comum é artificializada, repleta de corantes químicos, aromatizantes perigosos e outros ingredientes orgânicos, aos quais atribui, muito apropriadamente, a causa de grande número de enfermidades, principalmente as que surgiram paralelamente ao progresso tecnológico. Ele observou também que a alimentação de seus antepassados e dos povos do Oriente era bem mais saudável, não tendo havido, entre eles, certas enfermidades.

Foi cogitando acerca desses fatos que resolveu estudar a fundo os métodos antigos de alimentação, resultando o seu esforço na codificação da Macrobiótica como a conhecemos.

É importante notar que, graças aos estudos de Ohsawa, além de preconizar o emprego de cereais integrais e outros alimentos especiais, a Macrobiótica seleciona os produtos nutrientes de acordo com os preceitos e postulados da filosofia do *princípio único e da ordem do universo* - dois importantes capítulos da famosa filosofia da Medicina chinesa (encontrados nos livros clássicos da Macrobiótica.) Segundo essa filosofia, tudo o que existe pertence a uma divisão dialética que classifica os seres e as coisas de uma forma bipolar; ou seja, por meio de um antagonismo complementar. Dessa maneira, tudo é classificado como positivo (yang) ou negativo (yin). O homem, por exemplo, é yang, e a mulher é yin. O dia é yang, a noite é yin. O calor é yang, o frio é yin, e assim por diante, numa sequência de contrastes que dá atributos yang e yin a todas as coisas. Esta é a dialética que rege a vida, segundo a filosofia da Medicina chinesa. Na verdade, é fácil verificar que os opostos antagônicos/complementares regem vários aspectos da vida.

Os alimentos, como todas as coisas, são também classificáveis em yang e yin e, segundo os preceitos da Medicina chinesa, transmitirão seus atributos a quem deles fizer uso, tornando-se mais yang ou mais yin segundo as características do alimento que ingerimos.

O segredo fundamental, então, é permanecer no ponto de equilíbrio, eqüidistante dos extremos yang e yin.

A macrobiótica trouxe do extremo Oriente a filosofia do Princípio Único e da Ordem do Universo, expressas no antagonismo complementar, dos pólos yang e yin. Isto contribuiu enormemente para a formação e a evolução da nova medicina, graças ao entendimento dialético da vida que esse milenar campo de conhecimento nos proporcionou.

A filosofia do yin/yang, ou do antagonismo cósmico complementar, não é complexa como parece, mas bastante simples. Tudo no universo é regido por forças antagônicas e complementares. Os pólos dessas forças foram denominados yin e yang, ou negativo e positivo. Fundamental nesse entendimento é admitir que tudo muda e que os elementos da natureza são efêmeros. Em posse dessa consciência, deve-se conduzir a vida de acordo com essa realidade. Essas duas forças são sempre opostas e antagônicas, mas ao mesmo tempo são complementares, porque estão sempre cooperando e combinando-se, tanto dentro do corpo como fora dele.

Yin é o nome dado a força que produz expansão. Água, ar, árvore, flores, etc., são elementos expansivos na natureza, uma vez que a sua tendência essencial é continuamente preencher as dimensões do espaço. Certos frutos crescem rapidamente e logo sao maiores que outros, que demoram mais tempo para crescer. A força desses frutos, que os faz crescer rapidamente e tornam-se maiores que os outros, é yin. Portanto, considera-se yin qualquer coisa que cresce relativamente, num espaço de tempo relativamente curto. Uma coisa não é rotulada de yin apenas por causa do seu tamanho avantajado. Assim como todos os atributos polares de yin e yang, tamanho é uma qualidade relativa, pois as dimensões das coisas são grandes ou pequenas quando comparadas entre si. Uma coisa que é maior que a outra é considerada mais yin. A coisa que é menor é yang, mas não se pode formar uma idéia de proporções fixas. Na verdade, tamanho é frequentemente a identificação atribuída a yin, mas não é a sua única qualidade. Yin é a força que produz expansão. Drogas, por exemplo, tendem a nos expandir de todos os modos, tanto fisiológica como mentalmente. O álcool tende a produzir o mesmo efeito. Em outras palavras, yin é dispersão. Elementos que nos tornam entorpecidos ou estimulados, quando tomados como alimento ou remédio, podem ser qualificados como yin. É preciso uma grande força de contenção (yang) para balancear a grande expansão criada por yin (drogas, açúcar, etc). É devido a esta dificuldade de manter o equilíbrio que surgem todas as espécies de doenças. Em resumo, a forca yin é o oposto da contenção. Yin sempre tende a expandir-se, em contraste com a força yang, que tende a contrair. Yang é a força que tende a contrair as coisas, a torná-las densas e pesadas. A sua tendência, ao contrário de yin, é levar os elementos a se contraírem até o máximo de suas possibilidades. Qualquer elemento que seja continuará a contrair-se enquanto a força yang for dominante. Quando a força se exaurir, então o elemento tende a expandir-se. Num exemplo prático, sal é yang. Mergulhar vegetais na salmoura é um processo yang que tende a reduzir os vegetais – enquanto houver sal dentro e em volta dos vegetais, eles continuam diminuindo de tamanho. Se é usado pouco sal nas verduras, elas se estragam e eventualmente apodrecem. A qualidade yang do sal é que as preserva, e quanto mais forem salgadas, mais yang serão. Tempo e sal, junto com o calor e pressão, são as forças yang mais fortes da natureza. Os frutos geralmente não são denominados pela forca yang. As raízes, na sua maior parte, são denominadas yang. O famoso ginseng, por exemplo, é uma raíz extremamente yang. Algumas raízes são mais yang que outras. Em geral, quanto menor a raíz, mais yang ela é. Mas não é sempre assim. Algumas raízes são grandes, mas porque crescem em regiões frias ou montanhosas por um longo período de tempo, são yang. O que tem qualidade yang não causa entorpecimento como yin. O sal, o molho de soja (shoio) e o ginseng são eficazes na eliminação de tais males yin. Entretanto, o que é yang não deve ser tomado em quantidade exagerada, uma vez que o excesso de alguma coisa tende a produzir o seu oposto. Yin tem a tendência a expansão. Yang a contração. A saúde e a harmonia dependem do efeito contrastante de ambos. Isto é, o equilíbrio.

Para facilitar nossa compreensão, é bom entendermos yang como atividade e yin como passividade. Este princípio é bem ilustrado pelo calor e pela atividade do sol em oposição ao frio e a passividade da lua. A atividade de yin e yang é demonstrada de vários modos. Por exemplo, existe mais atividade visível no verão do que no inverno. Muitos dos frutos que crescem no clima quente são mais ou menos yin, enquanto as plantas, especialmente as raízes, que crescem em clima frio, são yang. Esta relação reciproca entre yang e yin pode ser ilustrada da seguinte maneira: o cacto desenvolve-se no clima quente, cresce na terra seca, mas tem uma grande quantidade de líquido em si. Vemos assim por que um clima quente (yang) produz efeitos suculentos (yin) tais como laranjas, papaias, melões, etc. Ao contrário, um clima mais frio produz frutos pequenos ou nenhum fruto. Esta é a razão por que muitas plantas morrem no inverno. A atividade reaparece com a chegada de novas plantas e frutos. A atividade de yin e yang afeta o homem no mais íntimo do seu ser. Quando está frio (yin), o homem procura o calor (yang) e vice-versa. Esta mudança de yin para yang pode afetar o homem se ele não se adaptar às novas condições. Por isso, deve-se ter cuidado quanto as mudanças dietéticas e climáticas, pois ambas são coisas profundamente interligadas.

A alimentação afeta igualmente a sua condição humana e a saúde. Assim como o clima nos afeta de fora, assim também o alimento, seja doce ou salgado, líquido ou seco, temperado ou ácido forma um "clima" dentro do organismo, provocando mudanças internas importantes. Alguns alimentos produzem mais sede que outros - muito sal exige mais água. A boa cozinheira conhece um segredo muito simples, que yin não pode agir bem sem a presença do yang. O sal e a água, quando adicionados na medida certa, ajudam a dar o paladar ideal. Cada coisa exige o seu oposto, para que as suas qualidades apareçam.

Já foi mencionado que existe uma atração mútua entre yin e yang. Esta atração de yin e yang e vice-versa pode ser controlada, dependendo de quem a experimenta.

O homem sábio, consciente da atração natural entre yin e yang, toma cuidado para que o desejo não obscureça a sabedoria. Sem esse entendimento, a pessoa deixa governar-se pelas atrações momentâneas, comendo ou bebendo em excesso. Assim, aprendemos que um homem livre é aquele que aceita estas duas forças com expresso da lei natural, não é prejudicado por elas.

Um dos processos de cura da Medicina oriental é o uso de alimentos equilibrados em suas cargas ou atributos yang e yin, para corrigir os desequilíbrios (concentrações exageradas de yin ou de yang como causas básicas de todas as doenças.

Outras formas de tratamento da Medicina oriental, como a Acupuntura, a Fitoterapia chinesa ou hindu tem o mesmo propósito de curar através do restabelecimento do equilíbrio das cargas ou forças yin/yang do organismo.

Deve-se saber que essa referência é de caráter didático e é necessária para um entendimento mais próximo possível da filosofia em que se baseia a Medicina Holística moderna. Em seu propósito de compreender o conjunto global da vida, não poderia deixar de incorporar o vasto conhecimento da filosofia da Medicina oriental, muito mais antiga e respeitável do que qualquer outra área do conhecimento ocidental.

6.Jejum – Uma das áreas terapêuticas mais antigas que se conhece. Ele tem a importância fundamental no tratamento de várias enfermidades devido aos seus efeitos dexintoxicantes e protetores do organismo.

Muitas vezes, um simples jejum de um dia cura completamente uma gripe em início e outras enfermidades.

Fisiologicamente, o jejum traz benefícios incalculáveis, principalmente as pessoas que fazem uso de grandes quantidades de alimento e se encontram, por isso, intoxicadas.

Estudos mostram que o jejum purifica o sangue, qualifica a função das células, potencializa as glândulas em geral, acalma, normaliza distúrbios metabólicos e retira toxinas profundamente localizadas.

Em muitas tradições religiosas, o jejum é feito todos os meses, durante alguns dias, para o descanso necessário do organismo.

Segundo Hipócrates, o jejum é a "terapia universal," capaz de curar todos os males, quando bem executado.

Existe uma tradição milenar na utilização do jejum para curar doenças e para elevar o grau de espiritualidade. Hoje, a prática quase caiu em desuso, mas vem sendo mais adotada com o avanço da Medicina Holística.

Existem muitos tipos de jejum. São conhecidos os jejuns parciais, quando são utilizados também sumos vegetais e de frutas, chás, alimentos específicos (neste caso, trata-se mais de um monodieta do que propriamente de um jejum). Na verdade, o jejum perfeito é aquele em que nem mesmo água é usada. Dependendo da técnica, o jejum pode ser curto ou prolongado. Na maioria dos casos, um jejum curto de um dia pode ser aconselhado para ser praticado mensalmente (dormir sem nada comer, passar o dia seguinte sem ingerir e só alimentar-se na manhã do outro dia. Jejuns mais longos necessitam de orientação e acompanhamento abalizado quando o praticante não tem experiência suficiente.

Aconselha-se, antes de entrar em jejum, uma alimentação gradativa e relativamente longa de alimentos comuns, caso a pessoa não pratique uma dieta natural pura. Em qualquer situação, convém diminuir gradativamente também o volume de alimentos. É muito perigoso executar o jejum além de dois dias quando se pratica uma alimentação comum, rica em carne animal, açúcar branco, massas brancas, guloseimas e quando se come demais. Nenhuma modificação brusca é bem tolerada pelo organismo. No jejum, principalmente naqueles mais prolongados, ocorre um processo de desintoxicação profunda e intensa, com a depuração de "sujeiras" muito antigas. Os intestinos recuperam-se, as células renovam-se e as funções metabólicas são vitalizadas.

Afirmar-se que o jejum descansa o organismo e prolonga a vida. Porém, estes resultados só são obtidos quando se alcança o "estado de jejum;" ou seja, uma condição em que uma "ordem" generalizada de limpeza ocorre no corpo a partir da ausência total de alimentos no tubo digestivo. Daí a desvantagem dos jejuns parciais onde esta condição raramente é atingida.

7. DDT – Tipo de inseticida.

8.Microssistemas holísticos – Diz-se das regiões do corpo humano que apresentam correlações energéticas com diversas outras. São assim consideradas, por exemplo, o pavilhão auricular, a planta dos pés (vide Reflexologia e Do-in), a face (vide Fisiognomonia), a palma das mãos (Quirologia), a íris (Iridologia) e outros menos importantes, como o céu da boca, o nariz, etc. Estes microssistemas representam energeticamente o todo orgânico e, como tal, são importantes para reconhecimento diagnóstico das condições de cada função, área ou órgão representado, havendo geralmente um "mapa" relativo às inter-relações específicas. Estas áreas respondem também a estímulos terapêuticos, geralmente pela massagem, calor ou acupuntura, com exceção da íris que, obviamente, é uma área limitada apenas à diagnose.

9. Os textos primitivos não concediam caráter divino a Esculápio, que os gregos chamavam Asclépio. Homero o apresenta na Ilíada como um hábil médico. Com o tempo, passou a ser considerado um deus, filho de Apolo e da mortal Corônis, com o poder de curar os enfermos. Seu templo mais famoso era o de Epidauro, no Peloponeso, fundado no século VI a.C. O teatro dessa cidade foi construído para acolher os peregrinos que acorriam para a festa em honra de Esculápio, a Epidauria. Era também patrono dos médicos e sua figura aparecia nos ritos místicos de Elêusis. Seu culto foi iniciado em Roma por ordem das profecias sibilinas, conjunto de oráculos do ano 293 a.C. Na época clássica, Esculápio era representado, quer sozinho, quer com sua filha Higia (a saúde), como um homem barbudo, de olhar sereno, com o ombro direito descoberto e o braço esquerdo apoiado em um bastão, o

caduceu, que se transformou no símbolo da medicina.

10. Ragas - A palavra raga em sânscrito significa charme, sentimento, cor. Um raga se define por um conjunto de elementos musicais, tais como, uma escala, motivos melódicos, ornamentos típicos e além do conteúdo emocional, pode simbolizar a ira, a alegria, o amor, as estações do ano e as horas do dia. Os ragas foram compostos por autores anônimos e são ouvidas e tocadas até hoje pelos músicos indianos. De acordo com o modo de pensar hindu, tudo é composto de forma e essência, sendo assim, o raga é considerado a materialização (forma) de uma energia muito sutil (essência), o que traduz a busca do homem por sua essência divina. Os ragas também exprimem a beleza da natureza, mesmo porque existe um raga para cada período do dia, pois o dia sofre variações energéticas de acordo com o princípio básico do Universo: criação, pausa e retração. Assim, a manifestação da manhã através da música é naturalmente diferente da tradução da noite. Estas músicas são consideradas inspirações divinas e o compositor é um mero condutor/intérprete desta inspiração; por este motivo que a maioria é de autoria desconhecida, pois o compositor não se considera "criador" do raga, mas apenas um canal que ajuda a dar forma a esta essência.

Os ragas respeitam uma estrutura muito bem definida, composta da seguinte forma:

Alap: exposição das notas – através do improviso, o musico expõe ao ouvinte a ordem melódica do raga escolhido.

Gat: composição fixa - esta parte é rica em improvisações. O percussionista e o solista ambos brincam com o raga e o tala (ciclo rítmico definido).

Tan: terceira parte - a transição acontece gradualmente, acelerando aos poucos. O solista canta mais e mais rapidamente criando suspenses climaxes que somente serão fechados na última nota.

REFERÊNCIAS BIBLIOGRÁFICAS

Filosofia holística

CREMA, R, e Brandão D.M.S. *O Novo Paradigma Holístico*. São Paulo, Summus Editorial, 1991

SMUTS, JC. *Holism and Evolution*. Connecticut, Greenwood Press, 1973

WEIL, Pierre. *Abordagem Holística em Medicina*. Revista Brasileira de Medicina, fevereiro de 1987.

- *A Neurose do Paraíso Perdido*. Rio de Janeiro, Vozes, 1987.

- *Ondas à Procura do Mar*. Rio de Janeiro, Agir, 1987.

- *A Nova Linguagem Holística*. Rio de Janeiro, Espaço & Tempo/Vozes, 1987.

Alimentação

BONTEMPO, Alcides. *Fibras Naturais na Alimentação*. São Paulo, Ground, 1988.

CHOPRA, Deepak. *Saúde Perfeita*. São Paulo, Best Seller, 1990.

DUFTY, W. Sugar Blues. Rio de Janeiro, Ground, 1978.

KUSHI, Michio. *A Cura pela Macrobiótica*. São Paulo, Ground, 1987.

LAPPÉ, F.M. *Dieta para um Pequeno Planeta*. Rio de Janeiro, Ground, 1985.

LOBATO, E. *Alimentação Infantil Vegetariana*. São Paulo, Ground, 1987.

Homeopatia

BAROLLO, C.R. *Aos que Se Tratam pela Homeopatia*. São Paulo, C. R. Barollo, 1986.

CAIRO, N. *Guia de Medicina Homeopática*. São Paulo, Livraria Teixeira. 1972.

DEMARQUE, D. *Homeopatia – Medicina de Base Experimental*. Gráfica. Rio de Janeiro, Olímpica Editora, 1973.

Medicina Natural

ALFONSO, E. *Curso de Medicina Natural en Cuarenta Lecciones*. Buenos Aires, Argentina, Editorial Kier.

GONSALVES, P.E. *Medicinas Alternativas: Os Tratamentos Não Convencionais*. São Paulo, Ibrasa, 1989.

Florais
BACH, E. *Os Remédios Florais do Dr. Bach*. São Paulo, Pensamento, 1991.
BRANDÃO, M.E. *Flores Que Curam Através da Alma – Harmonização da Aura pelos Florais de Bach e Californianos*. São Paulo, Letras e Letras, 1993.
SILVA, Breno M. E Marques E.B.V. *As Essências Florais de Minas – Síntese para uma Medicina de Almas*. Belo Horizonte, Luz Azul Cultural, 1992.

Ervas medicinais
BALBACH, A. *A Flora Nacional na Medicina Doméstica*. São Paulo. Edições A Edificação do Lar, 1972.
CURZ, C.L. *Dicionário das Plantas Úteis do Brasil*. Rio de Janeiro. Civilização Brasileira, 1979.

Iridologia

BATELLO.C. *Iridologia: O que os Olhos Podem Revelar*. São Paulo, Ground, 1989.

JENSEN, B. *The Science and Pratic of Iridology,* Califórnia, EUA, Edição do autor, 1973.

FERRANDIZ, W.L. *Iridiagnosis.* Ediciones Cedel Mallorca, 1970.

JENKINS, J.D. The Eyes Have It and introduction to Iridology. Oregon, Edição do autor.

Gestação e parto natural

CASTRO, H, e Flávia de Faria. *Por um Nascimento Consciente.* São Paulo, Ground, 1979.

CONSTANTI, Dr. Domingo. *Feliz Parto Natural.* Brasília, Tao Livraria & Editora Ltda, 1980.

FEINBERG, Alice/Aihara, Cornélia. *Gravidez, O Parto e os Cuidados com o Bebê.* São Paulo, Ground.

Medicina Ayurvédica

CHOPRA, D.A. *A Cura Quântica e Saúde Perfeita.* São Paulo, Best Seller, 1992.

Acupuntura e Medicina oriental

LEE, eu Won. *Auriculoacupuntura*. São Paulo, Ground, 1989.

LANGRE, J. De. *Do-in (compilado por Juracy Cansado) e Do-in, o Livro dos Primeiros Socorros.* São Paulo, Ground, 1976.

MARINS, A. *Elementos de Acupuntura*. São Paulo/Rio de Janeiro, Ground/Global, 1979.

Cromoterapia

GIMBEL. T. A *Energia Curativa Através das Cores.* São Paulo, Pensamento, 1985.

ROUSSEAU, René-Lucien. *A Linguagem das Cores para a Sua Saúde*. São Paulo, Pensamento, 1984.

AMBER, R. *Cromoterapia: A Cura Através das Cores.* São Paulo, Cultrix, 1989.

Aromaterapia
TISSERAND, R. *Aromatherapy for Everyone.* Middlesex, Inglaterra, Arkana, 1990.
KELLER, E. *The Complete Guide to Aromatherapy.* Califórnia, HJ. Krames Inc, 1991.

Geoterapia
ALFONS, E. *Medicina Natural en Cuarenta Lecciones.* Santiago, Edição do autor, 1990.

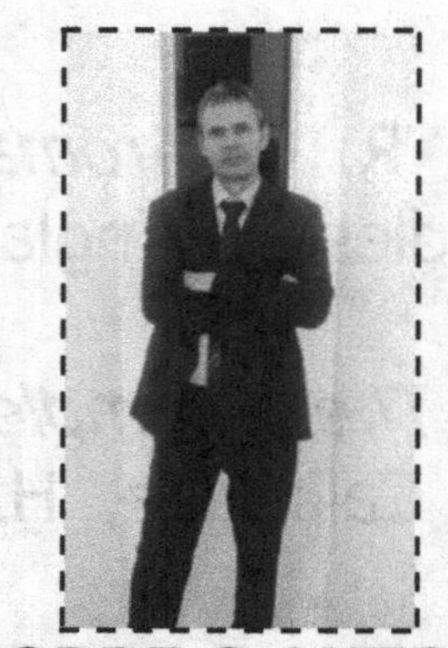

SOBRE O AUTOR

Rômulo Borges Rodrigues é Escritor, Terapeuta Holístico, Mestre de Reiki, Numerólogo e Consultor.

Trabalha com Reflexologia, Reiki, Massagem, Florais, Aconselhamento Terapêutico, Técnicas de Relaxamento, Hipnose, Regressão, Terapia de Vidas Passadas, Numerologia e ministra cursos online.

Estuda e pesquisa sobre a espiritualidade há mais de vinte anos.

Foi membro da Associação Internacional Amigos da Natureza (AIANATU - SP), na qual fez parte do trabalho de cura espiritual. Foi nessa associação onde alguns de seus dons espirituais foram desarquivados.

Também foi membro da Ordem dos Filhos da Luz (Piracicaba - SP). Foi integrante da Ordem dos Templários, onde foi dirigente do hospital de cura espiritual de uma das suas sedes.

Atualmente, é coordenador do Projeto Nova Era na cidade de São Paulo, no qual dá palestras e ministra tratamento alternativo para o público utilizando várias técnicas terapêuticas.

Escreve artigos quinzenais para sites e revistas e é autor das seguintes obras:

- *Uma Civilização Adormecida e Decadente*
- *Momento Apocalíptico – Prelúdio do Juízo Final*
- *Arcanjos e Arquétipos*
- *Guia Prático dos Anjos (Tabela completa de todos os anjos)*

- *Numerologia – A Ciência Milenar dos Números*
- *REIKI – ENERGIA VITAL UNIVERSAL (Harmonia, Equilíbrio e Cura)*
- *OS FLORAIS DE BACH – Equilíbrio e Harmonia Através das Essências*
- *O PODER DA MENTE – A Chave Para o Desenvolvimento das Potencialidades do Ser Humano*
- *Os Ensinamentos de Siddartha Gautama, o Buda*
- *A HISTÓRIA DO BUDISMO – Conceitos, princípios, ensinamentos*
- *Cuide de Você e Tenha Mais Qualidade de Vida – Cuidar de si mesmo é imprescindível para se obter uma vida plena e satisfatória (Vols. I, II, III, IV e V)*
- *A Regência Cósmica*
- *Alimentação Saudável = Saúde Perfeita (Vols. I, II, III, IV, V, VI e VII)*

- *"REFLEXOLOGIA (Massagem Podal) – Equilíbrio e bem-estar através da planta dos pés"*
- *"A PODEROSA INFLUÊNCIA DOS NÚMEROS SOBRE AS NOSSAS VIDAS – O que a Numerologia revela sobre nosso passado, presente e futuro"*
- *"DESCUBRA SEU POTENCIAL, DONS E TALENTOS INATOS ATRAVÉS DA NUMEROLOGIA"*
- *"HIPNOSE, REGRESSÃO, TERAPIA DE VIDAS PASSADAS – Metodologia, efeitos e benefícios"*
- *QUALIDADE DE VIDA – Definição e conceitos*
- *OS MECANISMOS DA MENTE – A sua natureza comportamental*
- *"GUIA COMPLETO DAS TERAPIAS ALTERNATIVAS"*
- *ESTUDO SOBRE AS TERAPIAS COMPLEMENTARES*
- *TRATADO SOBRE AS RELIGIÕES E FILOSOFIAS DE VIDA – Síntese dos*

sistemas religiosos e correntes filosóficas

- *PRÉ-EXISTÊNCIA E PÓS-EXISTÊNCIA DA ALMA – Vidas passadas, vidas futuras*
- *CURSO DE REIKI*
- *CURSO DE FLORAIS DE BACH*
- *CURSO DE REFLEXOLOGIA*
- *CURSO DE NUMEROLOGIA – Método simples e prático*
- *CURSO DE FENG SHUI – Técnica chinesa milenar de harmonização e equilíbrio de ambientes*
- *CURSO DE HIPNOSE, REGRESSÃO, TVP E TMS – metodologia simplificada*
- *CURSO DE RADIESTESIA*
- *CURSO DE CROMOTERAPIA*

CONTATOS COM O AUTOR

E-MAIL: romulobr@outlook.com
FACEBOOK:
http://facebook.com/romuloborgesrodrigues
SKYPE: samadhi514
TWITTER: @_arahat
BLOG: equilibrioeconsciencia.wordpress.com